国医大师李今庸医学全集

古代医事编注

李今庸　编著

学苑出版社

图书在版编目（CIP）数据

古代医事编注/李今庸编著．—北京：学苑出版社，2018.12
（国医大师李今庸医学全集）
ISBN 978 - 7 - 5077 - 5607 - 4

Ⅰ.①古…　Ⅱ.①李…　Ⅲ.①中国医药学 – 医学史 – 文集
Ⅳ.①R - 092
中国版本图书馆 CIP 数据核字（2018）第 263604 号

责任编辑：黄小龙
出版发行：学苑出版社
社　　址：北京市丰台区南方庄 2 号院 1 号楼
邮政编码：100079
网　　址：www. book001. com
电子邮箱：xueyuanpress@ 163. com
销售电话：010 – 67601101（销售部）67603091（总编室）
印 刷 厂：北京画中画印刷有限公司
开本尺寸：787 × 1092　1/16
印　　张：13. 625
字　　数：203 千字
版　　次：2018 年 12 月第 1 版
印　　次：2018 年 12 月第 1 次印刷
定　　价：58. 00 元

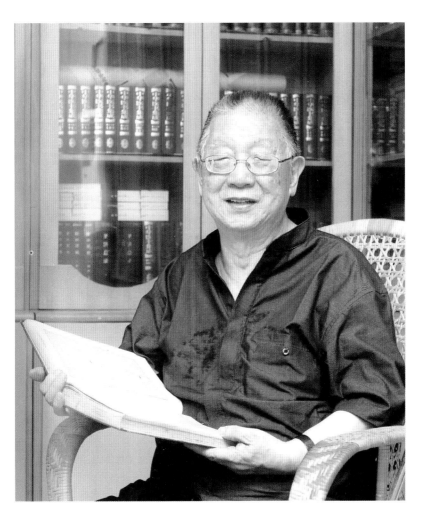

　　李今庸，男，1925年出生，湖北枣阳市人，当代著名中医学家，中医教育学家，湖北中医药大学终身教授，国医大师，国家中医药管理局评定的第一批全国老中医药专家学术经验继承工作指导老师。

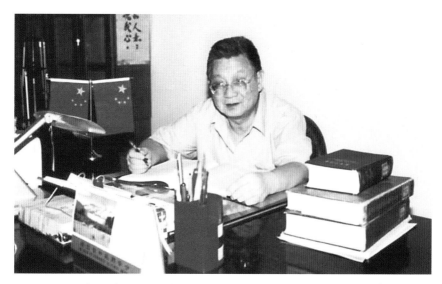

李今庸教授主持湖北省中医药学会工作 20 余年

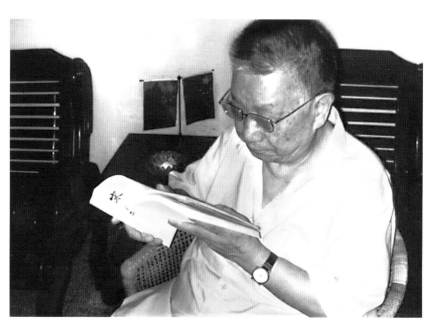

李今庸教授在研读史书

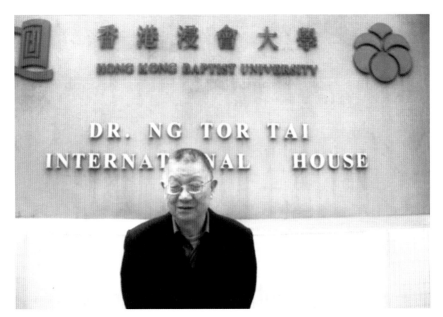

李今庸教授在香港浸会大学讲学期间留影

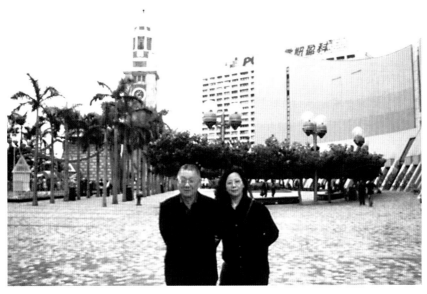

李今庸教授在香港讲学期间与女儿李琳合影

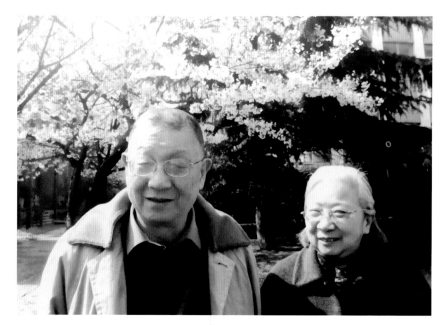

李今庸教授与夫人齐立秀合影

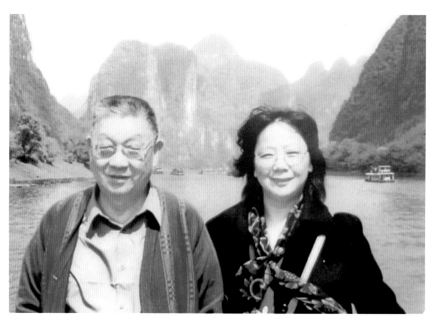

李今庸教授与女儿李琳合影

中国的长期封建社会中，創造了燦爛的古代文化。清理古代文化的发展过程，剔除其封建性的糟粕，吸收其民主性的精华，是发展民族新文化提高民族自信心的必要条件；但是决不能无批判地兼收並蓄。

摘自《新民主主义论》

李今庸教授书法（一）

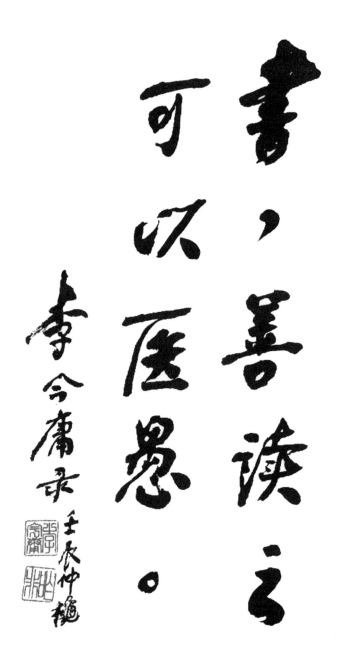

书，善读之，可以医愚。

李今庸录 壬辰仲槐

李今庸教授书法（二）

富於筆墨窮於命

老畫蟶眉牡丹心

李今庸書

乙卯初冬

李今庸教授书法（三）

鞠躬顾职，岂能尽如人意；竭诚斯任，但求无愧我心。

李今庸教授书法（四）

通古博今研岐黄　精勤不倦育桃李

（代总前言）

李今庸先生，字昨非，1925 年出生于湖北省枣阳市唐家店镇一个世医之家。今庸之名取自《三字经》："中不偏，庸不易。"意为立定志向，矢志不移，永不改易。昨非，语出陶渊明《归去来兮辞》："实迷途其未远，觉今是而昨非。"含有不断修正自己错误认识的意思。书斋曰莲花书屋，义出周敦颐《爱莲说》："出污泥而不染，濯清涟而不妖。"李今庸先生平生行止，诚如斯言。《孟子·滕文公章句上》说："舜何人也，予何人也，有为者亦若是。"他把这句话作为座右铭。

李今庸先生从医 80 载，执教 62 年，在漫长的医教研生涯中积累了宝贵的治学经验。其治学之道，建造了弟子成才的阶梯，是后学登堂入室的通途。听其教、守其道、恭其行者，多能登堂入室，攀登高峰。

博学强志　医教研优

李今庸先生 7 岁入私塾读书，开始攻读《论语》《孟子》《大学》《中庸》《礼记》等儒家经典，他博闻强志，日记千言，常过目成诵。1939 年随父学医，兼修文学，先后研读《黄帝内经》《针灸甲乙经》《难经》《伤寒论》《金匮要略》《脉经》《诸病源候论》《千金要方》《千金翼方》《外台秘要》《神农本草经》等，随后其父又命其继续攻读历代各家论著和各科著作，并指导他阅读《毛诗序》《周易》《尚书》等书。对于《黄帝内经》，他大约只用了一年的时间，即将其内容烂熟于心。现在只要提到《黄帝内经》的某一内容，他都能不假思索明确无误地给你指出，本段内容是在《素问》或《灵枢》的某一篇，所以被人们誉为"《内经》王""活字典"。

1961 年，时任湖北中医学院副院长的蒋立庵先生，将一本《江汉论谈》杂志给了李今庸先生。他认真阅读后，敏锐地意识到蒋老是希望他掌握校勘训诂学的知识，以便有效地研究整理古典医籍。从 20 世纪 60 年代初开始，他先后阅读了大量有关古代小学类书籍。通过认真阅读《说文解字》《说文解字注》《说文通训定声》《说文解字义证》《说文解字注笺》等，他对许学相当熟悉。又广泛阅读了雅学、韵书以及与小学有关的一些书籍。从此，他掌握了治学之道，并以此助推医教之道。

一般而言，做学问应具备三个条件，一为深厚的家学，二为名师指点，三为个人勤奋。这三点李今庸先生都具备了，所以先生才有了今天的成就。

李今庸先生在 1987 年～1999 年间，先后被中国中医研究院（现中国中医科学院）研究生部、张仲景国医大学、长春中医学院（现长春中医药大学）等单位聘为客座教授和临床教授，为这些单位的中医药人才培养做出了贡献。1991 年 5 月被确认为第一批全国老中医药专家学术经验继承工作指导老师，同年获国务院政府特殊津贴；1999 年被中华中医药学会授予全国十大"国医楷模"称号；2002 年获"中医药学术最高成就奖"；2006 年获中华中医药学会"中医药传承特别贡献奖"；2011 年被国家中医药管理局确定为全国名老中医药专家传承工作室建设项目专家；2013 年 1 月被人事部确定为首批中医药传承博士后合作导师，为国家培养中医药高层次人才。

校勘医典　著作等身

李今庸先生在治学上锲而不舍，勇攀高峰，正所谓"路漫漫其修远兮，吾将上下而求索"。他在 20 世纪 60 年代就步入了校勘医典这条漫长而又崎岖的治学之路。在这方面他着力最勤，费神最深，几乎是举毕生之力。他曾说道：首先要善于发现古书中的问题，然后对所发现的问题，进行深入研究考证，并搜集大量的古代文献加以证实。当写成文章时，又必须考虑所选用文献的排列先后，使层次分明，说明透彻，让人易于读懂。如此每写一篇文章，头痛数日不已，然而他仍乐此不疲。虽是辛苦，然也获得了丰硕的成果。经一番整理后，不仅使这些古籍中的文字义理畅达，而且其医学理论也明白易晓，从而使千百年的疑窦涣然冰释，实有功于后学。

李今庸先生首创以治经学方法研究古典医籍。他将清朝乾嘉时期所兴起的治经学方法，引入到古医籍的研究整理之中。他依据训诂学、校勘学、音韵学、古文字学的基本原理，以及方言学、历史学、古文献学、考古学和历代避讳规律等相关知识，对古医书中的疑难问题进行了深入研究。对古医书中有问题的内容，则采用多者刈之、脱者补之、隐者彰之、错者正之、难者考之、疑者存之的方法，细心疏爬。他治学态度严谨，一言之取舍必有于据，一说之弃留必合于理。其研究所涉及的范围相当广泛，如《素问》《灵枢》《难经》《甲乙经》《太素》《伤寒论》《金匮要略》《神农本草经》《肘后方》《新修本草》《千金要方》《千金翼方》《马王堆汉墓帛书》以及周秦两汉典籍中有关医学的内容。每有得则笔之以文，其研究的千古疑难问题多达数百处。从 20 世纪 50 年代末至现在，他发表了诸如"析疑""揭疑""考释""考义"这类文章 200 多篇。2008 年，他在外地休养的时候，凭记忆又搜集了古医书中疑问之处 88 条，其中部分内容现已整理成文。由此可见，先生对古医籍疏爬之勤。

设帐杏坛　传道授业

李今庸先生执教已 62 个春秋，在中医教育学上，开创和建立了两门中医经典学科教育（《黄帝内经》《金匮要略》）。他先后给师资班、西学中班、本科生、研究生等各类不同层次学生讲授《金匮要略》《黄帝内经》《难经》及《中医学基础》等课程。自 1978 年开始，又在全国中医界率先开展《内经》专业研究生教育。同时，李今庸先生还先后赴辽宁、广西、上海等地的中医药院校讲授《黄帝内经》《金匮要略》等经典课程。

李今庸先生非常重视教材建设。1958 年～1959 年，他首先在湖北中医学院筹建金匮教研组，并担任组长，其间编写了《金匮讲义》，作为本院本科专业使用。1963 年代理主编全国中医学院第二版试用教材《金匮要略讲义》，从而将金匮这一学科推向了全国；1973 年为适应社会上的需求，该书再版发行；1974 年协编全国中医学院教材《中医学基础》；1978 年，主编《内经选读》，供中医本科专业使用，该教材受到全国《内经》教师的好评；1978 年，参与编著高等中医药院校教学参考丛书《内经》；1982 年主编高等中医药院校本科生、研究生两用教材《黄帝内经选读》；1987 年为光明中医函授大学编写了《金匮要略讲解》。几十年来，李今庸先生为中医药院校教材建设，倾注了满腔心血。

李今庸先生注重师资队伍建设。李今庸先生在主持原湖北中医学院内经教研室工作时，非常重视对教师的培养。1981 年，他在教研室提出了"知识非博不能反约，非深不能至精"的思想。他要求教师养成"读书习惯和写作习惯"。为配合教师读书方便，他在教研室创建了图书资料室，收藏各类图书 800 余册。并随时对教师的学习情况进行督促检查。1983 年，他组织教研室教师编写了《黄帝内经索引》；1986 年，他又组织教研室教师编写了《新编黄帝内经纲目》。通过编辑书籍及教学参考资料，以提高教师的专业水平。在对教师的使用上，尽量做到人尽其才，才尽其用。通过十几年坚持不懈努力，现已培养出一批较高素质的中医药教师队伍。

在半个多世纪的中医药教学生涯中，先生主张择人而教、因材施教，注重传授真知和问答教学。他要求学生学习中医时必须树立辩证唯物主义和历史唯物主义思维方式，将不同时代形成的医学著作和理论体系置于特定历史时代背景中研究，重视经典著作教学和学生临床实践。1962 年，先生辅导高级西医离职学习中医班集体写作"从藏府学说看祖国医学的理论体系"一文，全文刊登于《光明日报》，并被《人民日报》摘要登载、《中医杂志》全文收载，在全国产生很大影响。

扎根一线　累起沉疴

李今庸先生在 80 年的医疗实践中，形成了独特的医疗风格，完整的临床医学思想，积累了大量的临床经验。其一，形成了完整的临床医学指导思想，即坚持辩证历史唯物主义思想指导下的"辩证论治"；其二，独创个人的临床医疗经验病证证型治疗分类约 140 余种。著有《李今庸临床经验辑要》《中国百年百名中医临床家丛书·李今庸》《李今庸医案医论精华》等临床著作。

李今庸先生通晓中医内外妇儿及五官各科，尤长于治疗内科和妇科疾病。在 80 多年的临床实践中，他在内伤杂病的补泻运用上形成了自己独特的风格，即泻重痰瘀，补主脾肾。脾肾两藏，一为后天之本，一为先天之本，是人体精气的主要来源。二藏荣则一身俱荣，二藏损则一身俱损。因此，在治虚损证时，补主脾肾。在临床运用中，具体又有所侧重，小儿重脾胃，老人重脾肾，妇女重肝肾。慢性久病，津血易滞，痰瘀易生，痰瘀互结互病，易成窠囊。他对于此类病证的治疗是泻重痰瘀，或治其痰，或泻其瘀，或痰瘀同治。他临床经验丰富，辨证准确，用药精良，常出奇兵以制胜，其经验可见于《国医大师李今庸医学全集》中。

李今庸先生非常强调临床实践对理论的依赖性。他常说："治病如同打仗一样，没有一定的医学理论做指导，就不可能进行正确的医疗活动。"如一壮年男子，突发前阴上缩，疼痛难忍，呼叫不已，李今庸先生据《素问·厥论》"前阴者，宗筋之所聚"，《素问·痿论》"阳明者，五藏六府之海，主润宗筋"的理论，为之针刺足阳明经之归来穴，留针10分钟，病愈，后数十年未再发。此案正印证了其善于以经典理论对临床的指导运用。李老常言："方不在大，对证则效；药不在贵，中病即灵。"

从1976年起，李老应邀赴北京、上海、南京、南宁、福州、香港、韩国大田等多地讲学，传授临床经验，深入开展中外学术交流。

振兴中医　奔走疾呼

李今庸先生作为一代中医药思想家，从未停止过对中医药学理论、临床、教育的反复深入思考。1982年、1984年，他两次同全国十余名中医药专家联名上书党中央、国务院，建议成立国家中医药管理总局，加强党对中医药事业的领导，受到中央领导重视和采纳。1986年，国家中医药管理局成立。其后，又积极支持组建中医药专业出版社。1989年，中国中医药出版社成立。2003年，向党中央和国务院领导写信陈述中医药学优越性和东方医学特色，建议制定保护和发展中医药的法规。同年，国务院颁布《中华人民共和国中医药条例》。

李老在担任湖北省政协常委及教科文卫体委员会副主任期间，深入基层考察调研，写了大量提案及信函建议。在湖北省第五届政协会议上，提出"请求省委、省政府批准和积极筹建'湖北省中医管理局'，以振兴我省中医药事业"等提案。2006年，湖北省中医药管理局成立。

通古博今研岐黄　精勤不倦育桃李

1986年李老当选为湖北省中医药学会理事长。此后,主持湖北省中医药学会工作长达二十余年。组织举行"鄂港澳台国际学术交流大会""国际传统医学大会"等各种大型中医药学术研讨会和国际学术交流会议。其间,向省委、省政府致信建议召开李时珍学术会议,成立李时珍研究会,开展相关研究,为在全国范围内形成纪念李时珍学术活动氛围奠定了坚实根基。主编《湖北中医药信息》《中医药文化有关资料选编》等。

近年来,李老对中医药学术发展方向继续进行深入思考与研究。认为中西医学不能互相取代,只能在发展的基础上取长补短。必须努力促使西医中国化、中医现代化。先后撰写和发表了《论中医药学理论体系的构成和意义》《发扬中医药学特色和优势提高民族自信心和自豪感》《试论我国"天人合一"思想的产生及中医药文化的思想特征》《中医药学应以东方文化的面貌走向现代化》《关于中西医结合与中医药现代化的思考》《略论中医学史和发展前景》等文章。

今将李今庸先生历年间写作刊印出版和未出版的各种学术著作,集中起来编辑整理,勒成一部总集,定名为《国医大师李今庸医学全集》,予以出版,一则是彰显李老半个多世纪以来,在中医药学术上所取得的具有系统性和创造性的重要成就,二则是为中医药学的传承留下一份丰厚的学术遗产。

李今庸先生历年间写作并刊印和出版的各种著作数十部,附列如下(以年代先后为序):

《金匮讲义》,李今庸编著,原湖北中医学院中医专业本科生用教材。1959年,内部油印。

《金匮要略讲义》,李今庸编著,全国中医学院中医专业本科生用第二版统一教材。1963年9月,上海科学技术出版社出版。

《中医基础学》,李今庸主编,原湖北中医学院中医专业用教材。1971年,内部铅印。

《金匮要略释义》,李今庸编著,中医临床参考丛书,全国中医学院西医学习中医者、中医专业用第三版统一教材。1973年,上海科学技术出版社出版。

《内经选读》,李今庸主编,原湖北中医学院中医专业本科生用教材。1978年,内部刊印。

《黄帝内经选读》，李今庸主编，原湖北中医学院中医专业本科生、研究生两用教材。1982 年，内部刊印。

《内经函授辅导资料》，李今庸主编，原湖北中医学院中医专业函授辅导教材。1983 年，内部刊印。

《读医心得》，李今庸著，是研究中医古典著作中理论部分的学术专著。1982 年 4 月，上海科学技术出版社出版。

《中医学辩证法简论》，李今庸主编，全国中医院校教学参考用书。1983 年 1 月，山西人民出版社出版。

《黄帝内经索引》，李今庸主编，原湖北中医学院中医《内经》专业教学参考用书。1983 年 12 月，内部刊印。

《读古医书随笔》，李今庸著，运用考据学知识和方法研究古典医籍的学术专著。1984 年 6 月，人民卫生出版社出版。

《金匮要略讲解》，李今庸著，全国高等中医函授教材。1987 年 5 月，光明日报出版社出版，后由人民卫生出版社于 2008 年更名为《李今庸金匮要略讲稿》再版。

《新编黄帝内经纲目》，李今庸主编，中医内经专业、西医学习中医者教学参考用书。1988 年 11 月，上海科学技术出版社出版。

《奇治外用方》，李今庸编著，运用现代思想和通俗语言，对中医药古今奇治外用方治给予整理的专著。1993 年 1 月，中国中医药出版社出版。

《湖北医学史稿》，李今庸主编，是整理和反映湖北地方医学史事的专门著作。1993 年 5 月，湖北科学技术出版社出版。

《李今庸临床经验辑要》，李今庸著，作者集数十年临床医疗实践之学术思想和临证经验的总结专著。1998 年 1 月，中国医药科技出版社出版。

《古代医事编注》，李今庸编著，选录了古代著名典籍笔记中关于中医药医事史料文献而编注的人文著作。1999 年，内部手稿。

《中华自然疗法图解》，李今庸主编，刮痧疗法、按摩疗法、针灸疗法和天然药食疗法等中医自然疗法治病图解的专著。2001 年 1 月，湖北科学技术出版社出版。

《中国百年百名中医临床家·李今庸》，李今庸著，作者集多年临床学术经验之专著。2002 年 4 月，中国中医药出版社出版。

《古医书研究》，李今庸著，继《读古医书随笔》之后，再以校勘学、训诂学、音韵学、古文字学、方言学、历史学以及古代避讳知识等，研究考证中医古典著作的学术专著。2003 年 4 月，中国中医药出版社出版。

《中医药治疗非典型传染性肺炎》，李今庸编著，选用报刊上有关中医药治疗"非典"（严重急性呼吸综合征）的内容，集而成册。2003 年 8 月，内部刊印。

《汉字、教育、中医药文化资料选编》（1－6 编），李今庸编著，选用报刊上发表的有关文字文化、教育和中医药文化资料而汇编的专门集册。2003－2009 年，内部刊印。

《舌耕徐话》，李今庸著，作者在兼任政协等多项社会职务期间，从事中医药事业的医政医事专门著作。2004 年 10 月，中国中医药出版社出版。

《古籍录语》，李今庸编著，选录古代典籍中关于启迪思想，予人智慧，为人道德之锦句名言而编著的人文专著。2006 年 8 月，内部刊印。

《李今庸医案医论精华》，李今庸著，作者临床验案精选和中医学术问题研究的专著。2009 年 4 月，北京科学技术出版社出版。

《李今庸中医科学理论研究》，李今庸著，中医科学基础理论体系和基本学术思想研究的专著。2015 年 1 月，中国中医药出版社出版。

《李今庸黄帝内经考义》，李今庸著，作者历半个世纪对《黄帝内经》疑难问题研究的学术专著。2015 年 1 月，中国中医药出版社出版。

《李今庸读古医书札记》，李今庸著，辑作者历年来在全国各地刊物上发表的关于古典医籍和古典文献的考释、考义、揭疑、析疑类文章的学术著作。2015 年 4 月，科学出版社出版。

《李今庸特色疗法》，李今庸主编，整理和总结了具有中医学特色的穴敷疗法、艾灸疗法、拔罐疗法、耳穴贴压法等治疗病证的专著。2015 年 4 月，科学出版社出版。

《李今庸经典医教与临床研究》，李今庸著，作者集中医经典教学和经典性临床研究的教研专著。2016 年 1 月，科学出版社出版。

《李今庸医惑辨识与经典讲析》，李今庸著，对有关经典医籍、医学疑问的解疑辨惑及经典著作课堂讲解分析的学术专著。2016 年 1 月，科学出版社出版。

《李今庸临床医论医话》，李今庸著，作者关于中医临床的医学论述和医语医话的学术专著。2017 年 3 月，中国中医药出版社出版。

《李今庸中医思考·读医心得》，李今庸著，作者独立思考中医药学实质和中医药学术发展方向性研究的学术专著。2018 年 3 月，学苑出版社出版。

《续古医书研究》，李今庸著，为《古医书研究》续笔，再以开创性的中医治经学方法继续研究中医古典著作之学术力作。将由学苑出版社出版。

另有待出版著作（略）。

李琳　湖北中医药大学
2018 年 5 月 1 日

编写说明

在数千年的历史发展中，我们祖先创造了灿烂的华夏民族文化，形成了内容丰富的文化典籍。以无数典籍为载体，记录了古人的智慧、经验和发明创造，给我们留下了宝贵的科学知识、思想财富和广泛的史实史料。在物质文明日益丰富的今天，为了传承民族文化、弘扬民族精神、提高民族素质，著名中医学家、中医古籍研究专家李今庸教授特编成这本《古代医事编注》，供医药院校大学生阅读学习，以期提高其人文素质。该书由李今庸教授选录先秦、两汉、三国、唐、宋、元、明、清朝等著名的典籍笔记中有关中医药医事史料予以制卡，李琳据卡内容分类，对原文加以必要注释，最后由李今庸教授修改定稿。

由于水平有限，加之编撰时间不相连续而时作时止，很可能有些精彩医事史料和医林故事被遗漏，而录上了一般性古代资料；资料分类和分类标题以及注释也未必都贴切准确，期盼读者提出宝贵意见，以待日后修改。

湖北中医学院

2006 年 8 月

目录

第一章　庸医杀人

《春秋·昭公十九年传》

夏，许悼公疟①。五月戊辰，饮大子②止之药，卒③。大子奔晋。书曰："弑④其君"。君子曰："尽心力以事⑤君，舍⑥药物可也。"

杜预注："止独进药不由医。""药物有毒，当由医，非凡人所止……"

《清稗类钞·伪药致误》

某甲体素弱，偶病，为庸医⑦所误，服麻黄⑧二两，汗出不止而死。事后皆咎⑨医，医云："医书固⑩谓麻黄不宜轻用，我故重用至二两之多，何误之有⑪？"甲乙弟乙方应⑫童子试⑬，未获隽⑭，愤愤不平，稍

---

① 疟：病名，疟疾。
② 大子：即太子。大，通"太"。
③ 卒：死。
④ 弑：以下杀其上者，叫弑。即，儿子杀父亲，臣子杀君王等。
⑤ 事：服侍、侍奉。
⑥ 舍：即"捨"，放弃，不要。
⑦ 庸医：平庸无能，技术低下的医生。
⑧ 麻黄：中药名，具有发汗解表作用，不宜多用。多用于表寒实证。
⑨ 咎：jiù，归罪、责怪的意思。
⑩ 固：副词，本来。
⑪ 何误之有：即"有何误"，有什么错误。
⑫ 应：应付，参加。
⑬ 童子试：明清时取得生员（即秀才）资格的入学考试。
⑭ 隽：juàn，通"俊"，才智出众。

患感冒，某医以古方赤芍①治之，转成痢疾②，亦因而不起。

《史记·扁鹊仓公列传》

齐王侍医③遂④病，自练五石⑤服之。臣⑥意往过之，遂谓意曰："不肖⑦有病，幸诊遂也。"臣意即诊之，告曰："公⑧病中热⑨。论⑩曰：'中热不溲⑪者，不可服五石。'石之为药精悍，公服之不得数溲⑫，亟⑬勿服。色⑭将发痈⑮。"遂曰："扁鹊曰'阴石以治阴病，阳石以治阳病。'夫药石者有阴阳水火之齐⑯，故中热，即为阴石柔齐治之；中寒⑰，即为阳石刚齐治之。"意曰："公所论远矣。扁鹊虽言若是⑱，然必审诊，起度量，立规矩，称权衡，合色脉⑲表里有余不足⑳顺逆㉑之法，参其人动静㉒与息㉓相应，乃可以论。论曰：'阳疾处内，阴形应外

---

① 赤芍：中药名。具有清热凉血作用，用于热病血分证。
② 痢疾：病名。以腹痛、里急后重、下利赤白黏液脓血为特征的病证。
③ 侍医：专门随从服侍帝王的医生。
④ 遂：人名。
⑤ 五石：中医五种石类药物，紫石英、白石英、赤石脂、锤乳、石硫磺等，古方有五石更生散，五石寒食散。
⑥ 臣：臣子，百姓对君主的自称，表谦卑。
⑦ 不肖：旧时自称的谦词。
⑧ 公：对他人的尊称。
⑨ 中热：与"中寒"相对，指人体体内发热。中医称谓。
⑩ 论：指经论，中医经典著作的论述。
⑪ 不溲：即不能小便。
⑫ 数溲：多次小便。
⑬ 亟：急，赶快。
⑭ 色：形色。
⑮ 发痈：发为痈肿。
⑯ 齐：通"剂"，药剂。
⑰ 中寒：中医称谓。其意有二：一为寒邪所中，人体平素阳气不足，突然感受到寒邪侵袭、怕冷；二为中焦虚寒，人体体内阳气虚，畏寒肢冷，喜暖喜按。
⑱ 若是：像这样。
⑲ 色脉：人的形色脉象的变化。
⑳ 有余不足：指人气（神气）的多少。
㉑ 顺逆：阴阳之气的顺或逆。
㉒ 动静：人的形态动作。
㉓ 息：一呼一吸谓之息。

者，不加悍药①及镵石②.'夫悍药入中③，则邪气辟④矣，而宛气⑤愈深。"《诊法》曰："二阴应外，一阳接内者，不可以刚药。刚药入则动阳，阴病益衰，阳病益箸⑥，邪气流行，为重困于俞⑦，忿⑧发为疽⑨。"意告之后百余日，果为疽发乳上，入缺盆⑩，死。此谓论之大体也，必有经纪⑪。拙工⑫有一不习，文理阴阳失矣。

《夷坚支甲·张文宝》

建康⑬游奕⑭军将李进，健勇有力，为队旗头。年财⑮三十，染时气⑯，得热疾，主将命医职张文宝疗之。张素不精此伎，徒⑰欲藉⑱军中名字以庇门户，诊脉切证，不能辨温凉，谓为虚阴，投以附子⑲大剂。才下咽，进觉五藏如沸汤浇沃，烦闷痛剧不堪忍，骂张曰："附子烧杀

---

① 悍药：性味慓悍、强悍的药物。
② 镵石：镵，是镵针，古代九针之一，是针刺疾病的用具，其形头部膨大，末端锐利。石：是砭石，也是古代治疗疾病的用具。以石而制，其形。
③ 中：指人体体内。
④ 辟：避免，躲开的意思。
⑤ 宛气：宛，通"郁"，郁积之气。（菀：yùn 通"蕴"，郁结，积滞。）
⑥ 箸：zhù，同"著"，明，显明，显著。
⑦ 俞：即腧穴，俞通"腧"，是人体经脉气血流通灌注（输注）的地方，人体上的穴位。
⑧ 忿：愤怒，怨恨。
⑨ 疽：中医外科病证，为疮毒类。
⑩ 缺盆：中医学名词。人体部位名，在颈部下面，巨骨上方的凹陷处，即锁骨上窝。
⑪ 经纪：秩序。
⑫ 拙工：笨拙的医生。
⑬ 建康：a. 古都之一。晋建兴元年（313）因避愍帝司马邺讳，改建邺为建康，即今南京市；b. 表年号：一为汉顺帝年号（144），二为晋时司马保年号（319—320）。
⑭ 游奕：游，为"游"的异体字。游奕，为"游奕"，即"游弋"，巡逻。
⑮ 财：通"才"，仅仅的意思。
⑯ 时气：中医学名词，即时行之气，指四时气候异常变化时发生传染性和流行性的疾病。
⑰ 徒：副词，只，仅仅。
⑱ 藉：jiè，凭借。
⑲ 附子：中药名，具有回阳救逆祛寒止痛作用。用于寒证，本品辛热有毒。

我矣，我必死，当诉汝①于九泉②之下。"已而奄然③，肌体皆紫黑。葬之三日，家人具④酒肴复⑤墓，进附⑥幼女言曰："张文宝用药杀我，我今还魂。"其妻奔告于统制⑦，遣一校率匠⑧发冢⑨破棺，则尸已朽秽不可近。自是张日见其在侧，两月而死。

《夷坚甲志·谢与权医》

杨惟忠病时，面发赤如火，群医不能疗。子婿陈优樵忧之，以问胡儵然。有蕲人谢与权，世为儒医⑩，儵然引之视疾。既入，不诊脉，曰："证候⑪已可见。"杨公⑫夫人滕氏，令与众议药饵⑬，朱、张二医曰："已下正阳丹，白泽圆，加钟乳、附子矣。"谢曰："此伏暑证也⑭也，宜用大黄⑮、黄蘗⑯等药。"因疏⑰一方，议不合。时杨公年六十余，新纳妾⑱嬖甚⑲，夫人意其以是⑳得疾，不用谢言。谢退，谓儵然曰：

---

① 汝：代词，你。

② 九泉：指地下，犹言"黄泉"。

③ 奄然：气息微弱将死的样子。

④ 具：摆设。

⑤ 复：再，又；回去，回来。

⑥ 附：靠近，依附。

⑦ 统制：官名。北宋时将不专兵，作战时在将官中选拔一人给予都统制名义，以节制兵马。南宋初，于都统制下设有统制，同统制，副统制是掌管节制兵马的官员。

⑧ 校率匠：校下疑有脱字；率匠，率领工匠。

⑨ 冢：zhǒng，坟墓。

⑩ 儒医：旧时指儒生而行医的人。

⑪ 证候：中医诊断学专业名词。指疾病出现的具有互相联系的一系列症状即群症状。

⑫ 公：古时对男子的尊称。

⑬ 药饵：即药物。

⑭ 伏暑证：中医学病名。

⑮ 大黄：中药名，具有清热攻下里热作用，用于热性疾病。

⑯ 黄蘗：中药名。具有清热燥湿泻火作用，用于热暑证。

⑰ 疏：呈献，奏方。

⑱ 新纳妾：新近娶小老婆。

⑲ 嬖甚：宠爱过甚。

⑳ 以是：因为这。

"公往①听诸人②所议。"才③及门，众极口诋④谢曰："此乃《千金方⑤》中一治暑方，用药七品⑥，渠⑦只记其五，乃欲疗贵人疾邪!"翛然以告谢，谢曰："五药本以治暑，虑其太过，故加二物制之。今杨公病深矣，当专听五物之为⑧，不容复制⑨。若果服前两药，明日午当躁渴，未时⑩必死，吾来助诸公哭吊⑪也"。翛然语陈樯，樯不敢泄。明日，杨卒，皆如谢言。（原注："胡翛然说"）

《夷坚三志辛·鄂州于通判》

湖北转运主管官⑫吴兴⑬周梓，彦广⑭侍郎侍郎：官名。汉代郎官的一种，本为宫廷的近侍。东汉以后，尚书的属官，初任称郎中，满一年称尚书郎，三年称侍郎。自唐以后，中书、门下二省及尚书省所属各部均以侍郎为长官之副，官位渐高。至明清遂递升至正二品，与尚书同为各部的堂官。之子也，生于绍兴壬子⑮，以绍兴癸丑⑯卒⑰于鄂州官

---

① 往：去，到……去。

② 诸人：即众人。

③ 才：刚刚，方才。

④ 诋：毁谤，诬蔑。

⑤ 千金方：中医学书名。唐·孙思邈所著，分《千金要方》《千金翼方》为大型方书，二书各三十卷。广辑前代医方，叙述有中医各科疾病诊断，预防治疗等，是中医学重要著作。

⑥ 七品：七味。

⑦ 渠：代词，他。

⑧ 专听五物之为：专门依靠五味药物的作用。

⑨ 不容复制：不需他药控制。复制，控制，限制。

⑩ 未时：时间，即现在的下午1—3点。

⑪ 哭吊：哭泣悼念死者。吊：悼念，伤痛。

⑫ 转运主管官：即掌控一路或数路军需饷财赋钱币物资转运的官员。唐始置此官员，宋初改置专职的诸道转运使、都转运使、转运使等。

⑬ 吴兴：地名，江苏吴兴。

⑭ 彦广：即周彦广，周梓之父。

⑮ 生于绍兴壬子：以绍兴癸丑卒于鄂州官舍：此句疑错。绍兴：年号，乃宋高宗赵構年号（1131—1162）。

⑯ 癸丑：年份，为甲子年之一。

⑰ 卒：死、死亡。

舍①。通判②昆陵③于做与之同岁，窃以为忧④，新朋多勸释之，谓人同年同月同日生而时不同，则五行⑤休咎⑥便别，况于泛泛同庚甲⑦哉！做终以不解。复州⑧教授⑨陈方，先生一年，因来考秋举⑩，做监试⑪，殊相契合⑫。是岁⑬四月，再到鄂，延致款语之次⑭，忽顾⑮其子曰："我觉背上痒不可忍，可一观之。"子揭衣，揖⑯陈共视，当中肿起，初如桃，急呼疡医⑰，犹谈话自若。

医至，已如扇，大惊曰："疾势之来，不啻⑱风雨，此非砭药⑲所及，唯芪艾⑳乃可耳。"即命捣蒜艾㉑，铺四旁，几于满背，适火尽肿定。而医者军中武士，习技粗猛，所炙处太阔㉒，火疮㉓遂大作，不可

---

① 官舍：居官住所。

② 通判：官名。宋代初期开始在各州、府设置，意思是共同处理政务。位地略次于州、府长官，但是掌握连署州、府公事和监察官吏的实权，号称"监州"。

③ 昆陵：古地名（郡名）。曾用名晋陵，即今江苏常州。

④ 窃以为忧：私下里担忧。窃：私下。

⑤ 五行：指木、火、土、金、水五种物质运动。是古人以此用来说明物质世界的属性和相互关系属哲学范畴。中医学用于认识人体的生理、病理等相互关系。

⑥ 休咎：吉凶。

⑦ 同庚甲：同年龄岁数。

⑧ 复州：地名。

⑨ 教授：学官名。汉、唐置博士、教育诸生，即后世教授之职。宋代除宗学、律学、医学、武学等置教授传业外，诸路州军立学亦置教授，用经术行义教导诸生，并掌管课试之事。各王府也置此官，为教授名官之始。

⑩ 秋举：（秋试）科举时代秋季举行的考试。亦称秋闱。秋试制度，每三年的秋季，在各省省城举行一次考试，因在秋季举行，故称"秋试"。

⑪ 监试：古代科举考试时以一大员监察试事，防止营私舞弊。

⑫ 殊相契合：意为两人相互很得来，能谈到一块。

⑬ 是岁：这一年。

⑭ 延致款语之次：邀请招致、诚恳恳切话语的时候。

⑮ 顾：回过头来。

⑯ 揖：作揖，向……作揖。揖陈共视：向陈作揖请其共同审视。

⑰ 疡医：周代医官名。为我国古代医学分科之一。即后世的外科医生。

⑱ 不啻：a. 不异，和……一样；b. 不止，不仅；c. 无异于。

⑲ 砭药：即砭石、药物。

⑳ 芪艾：芪，中药名，即黄芪，具有益气托毒生肌作用，用于气血不足之痈疽不溃或溃久不敛。艾，艾炷灸。中医用药物制成一种其形多为圆锥形的供灸法应用的一种材料。运用时将"艾炷"放在人体体表的穴位或一定的部位点燃。

㉑ 蒜艾：以大蒜制作的艾炷灸。

㉒ 太阔：即所灸部位面积太大。

㉓ 火疮：火毒之痈疮。

妆敛，不三日竟亡。傲家富，好饵①金丹，面色常赤，故疮毒之发，其捷酷②如此。

《夷坚友庚·刘职医药误》

私铸铜器，法制甚严。信州③永丰县民犯禁，为人诣④县告。逮赴狱。罪状已白⑤，典吏⑥毛遂、周永受赇⑦释之。告者经坑冶司诉理，械⑧二吏送饶州⑨州院，俄而⑩皆病寒疾。直狱刘、舒二医同诊视，云："周永当汗⑪。"随证下药而愈，刘欲以大茈胡汤⑫与毛生⑬，舒曰："渠⑭是阳证伤寒⑮，此药入口，死矣。"刘坚执前说，舒力争不胜，竟与服。即时痛彻⑯心府，旋复⑰洞下⑱，粪结如脂膏⑲。又强使服，至于

---

① 饵：食、吃。
② 捷酷：快捷残酷。
③ 信州：州名。南朝梁普通四年（523）分益州置，治所在鱼腹（今奉节东）。辖境约当今四川万县市以东的长江南、北和大宁河流域及湖北巴东以西地区。北周以后缩小。
④ 诣：到……去。
⑤ 白：清楚，明了。
⑥ 典吏：清制。司道、府厅、州县所属吏员的通称。
⑦ 受赇：接受贿赂。
⑧ 械：桎梏、脚镣和手铐。使动用法，使……受械。
⑨ 饶州：州，路，府名。隋开皇九年（589）置州。治所在鄱阳（今江西波阳）。唐辖境相当今江西鄱江、信江两流域（婺源，玉山除外）。
⑩ 俄而：一会儿，不久。
⑪ 当汗：当发汗。
⑫ 大茈胡汤：中医方剂名，即大柴胡汤。张仲景《伤寒论》中。由柴胡、半夏、黄芩、生姜、大枣、枳实、芍药、大黄几味药组成，具有解表泻下作用。用于外有表证，里有积实之病证。
⑬ 生：古时儒者之称。后引申为对人士的通称。
⑭ 渠：代词，他。
⑮ 伤寒：中医学病名。有广义和狭义之分。广义的泛指一切外感热性病；狭义的是指风寒之邪侵袭人体体表而成的疾病。
⑯ 痛彻：疼痛剧烈之形容。
⑰ 旋复：形容时间很短，旋即、立刻、马上的意思。
⑱ 洞下：即大便泄下，粪质清稀，水粪杂下，状如水样，又称洞泄、泻泄。
⑲ 脂膏：其便质状如油脂、膏脂、脂肪。

再，须臾①，髓竭②而亡。吏③呼二医视之，已无可言，共议作节次申郡，而令出钱买棺，候检毕就殓④。正舁⑤尸束置墙角，忽张目舒气，狱卒⑥走⑦报二医往视，已宛然⑧再活。问曰："昼时两服药，是哪个郎中主张？"刘方喜，以为己功，应曰："是我所下"。正揶揄⑨舒生，毛曰："今后且须仔细。我一家长幼十余口，仰⑩我以生，我病本不至死，而汝以一服药见投，使我五藏如刀割，膏液尽为臭秽。我既知之，而狱级又勒使再进。肠胃已腐，安得复生⑪？今只在鬼门关⑫相候。"复顾⑬舒曰："且得知下药人姓名分晓。"语终而亡。刘未几⑭即死。舒惧，谢⑮去医职，而学三坛法，以符水治祟，亦能自给。

---

① 须臾：片刻，不一会儿的功夫。

② 髓竭：人体精髓衰竭。

③ 吏：官吏。春秋以前，大小官都可以称为吏。战国以后一般指低级的官。

④ 就殓：把死人装入棺材里。

⑤ 舁：yú，抬。

⑥ 狱卒：即狱中小卒，小兵。旧时在监牢里看管囚犯的隶卒。

⑦ 走：跑。

⑧ 宛然：好像。

⑨ 揶揄：戏弄、嘲弄、侮辱。

⑩ 仰：依赖，依靠。

⑪ 安得复生：怎么能够再以生命呢？

⑫ 鬼门关：因"其南尤多瘴疠，去者罕得生还"（《太平寰宇记》）故名，旧时亦常谓道路僻远险阻之地为"鬼门关"。

⑬ 复顾：再次回过头来。

⑭ 未几：不久，没多时。

⑮ 谢：辞别，辞谢。

第二章　医恶遭报

《汉书·外戚传上》

霍光夫人显欲贵①其小女，道②无从。明年③，许皇后④当娠，病。女医淳于衍者，霍氏所爱，尝⑤入宫侍皇后疾。衍夫赏为掖庭⑥户卫⑦，谓衍"可过辞霍夫人行，为我求安池监。"衍如言报显，显因生心，辟⑧左右，字谓衍："少夫幸报我以事，我亦欲报少夫，可乎？"衍曰："夫人所言，何等不可者！"显曰："将军素爱小女成君，欲奇贵之，愿以累少夫。"衍曰："何谓邪？"显曰："妇人免（娩）乳⑨大故，十死一生。今皇后当免（娩）身⑩，可因投毒药去也，成君即得为皇后矣。如蒙力事成，富贵与少夫共之。"衍曰："药杂治，当先尝，安可？"显曰："在少夫为之耳。将军领天下，谁敢言者？缓急相护，但恐少夫无意耳！"衍良久曰："愿尽力。"即掖⑪附子，斋⑫入长定宫。皇后免身后，衍取附子并合大（太）医大丸⑬以饮皇后。有顷⑭曰："我头岑岑⑮

① 贵：以……为贵。
② 道：世道。
③ 明年：即第二年。
④ 许皇后：即许平君。
⑤ 尝：曾经。
⑥ 掖庭：亦作"液廷"，皇宫中的旁舍，宫嫔所居的地方。
⑦ 户卫：即今日所谓警卫人员。门户的保卫。
⑧ 辟：躲开，避免。
⑨ 免乳："免乳，谓产子也。"分娩，生育。
⑩ 免身：分娩，生育。
⑪ 掖：掖烂，掖碎。
⑫ 斋：赍的异体字。a. 送物给人；b. 携带。
⑬ 大医大丸："大丸，今泽兰丸之属"。
⑭ 有顷：不久，一会儿。
⑮ 岑岑：形容头脑胀痛。

也，药中得无①有毒？"对曰："无有。"遂加烦懑②，崩③。衍出，过见显，相④劳问，亦未敢重谢衍。后人有上书告诸医侍疾无状者，皆收系诏狱，劾不道⑤。显恐（事）急，即以状具⑥语光，因曰："既失计为之，无令吏急衍！"光惊鄂（愕），默然不应。其后奏上，署衍勿论。

孝宣霍皇后，大司马⑦大将博陆候⑧光女也。母显，既使淳于衍阴⑨杀许后，显因为成君衣补，治入宫具，劝光内（纳）之，果立为皇后。

初许后起微贱⑩，登至尊日浅，从官车服甚节俭，五日一朝皇太后于长乐宫，亲奉案上食，以妇道共养。及霍后立，亦修⑪许后故事⑫。而皇太后亲霍后之姊子，故常竦⑬体，敬而礼之。皇后驾侍从甚盛，赏赐官属以千万计，与许后时县绝矣。上亦宠之，颛房燕。

立三岁而光薨⑭。后一岁⑮，上立许后男为太子，昌成君者为平恩候。显怒恚⑯不食，欧（呕）血，曰："此乃民间时子，安⑰得立？即后有子，仅为王邪⑱？"复⑲教皇后令毒太子。皇后数召太子赐食⑳，保

---

① 得无：亦作"得毋""得微"，犹言莫非，岂不是，该不是。

② 烦懑：中医症状，烦躁、烦闷。

③ 崩：古代帝王或王后死叫"崩"。

④ 相：互相。又，表示动作偏指一方。

⑤ 劾不道：劾，hé，揭发罪状；不道，无道，行事不循理。

⑥ 具：全部，一五一十地。

⑦ 大司马：官名。《周礼》中司马的主要职务是掌邦政，管武事，春秋战国时沿用，掌管军政和财赋。至汉武帝（刘彻）时罢太尉置大司马。宣帝时授霍光以大司马大将军之职，实际上即是在朝内掌握全部政务。西汉一朝，常以授掌权的外戚，多与大将军、骠骑将军、本骑将军等联称，也有不兼将军号的，东汉初为三公之一，旋改太尉，末年又别置大司马。

⑧ 博陆候：中国汉代列候名。

⑨ 阴：暗地里。

⑩ 起微贱：初起，即出身地位低下、卑贱。

⑪ 修：整治、编纂、学习。

⑫ 故事：旧事。

⑬ 竦：a. 伸长脖子，提起脚跟站着；b. 肃敬，以礼之。

⑭ 薨：死。

⑮ 后一岁：后一年。

⑯ 怒恚：恚，huì，恨、怒。

⑰ 安：疑问词，怎么？

⑱ 邪：yé，疑问语气词，"吗""呢"。

⑲ 复：又、再。

⑳ 赐食：赏赐食物。

阿辄①先尝之，后挟毒不得行。后杀许后事颇②泄，显遂与诸壻昆③弟谋反，发觉，皆诛灭④。

《夷坚丁志·水阳陆医》

宣城⑤管内水阳⑥村医陆杨，字⑦义若，以技称。建炎⑧中，北人朱莘老编修⑨，避乱南下，挈⑩家居船间。其妻病⑪心躁⑫，呼陆治之。妻为言："吾平生气血劣弱，不堪⑬服凉剂⑭，今虽心躁，元⑮不作渴，盖⑯因避寇惊忧，失饥所致，切不可据外证⑰投我以凉药。编修嗜酒，得渴疾，每主药必以凉为上，不必与渠⑱议也。我有私藏珍珠，可为药直⑲，君但⑳买好药见疗。欲君知我虚实㉑，故丁宁相语。"陆诊脉㉒，

---

① 辄：总是，就，常常。

② 颇：a. 偏差；b. 副词：表程度大小。

③ 昆：一起，共同。

④ 诛灭：杀死、铲除。

⑤ 宣城：县名。在安徽省东南部，水阳江中游，北邻江苏省。汉置宛陵县，隋改宣城县。

⑥ 水阳：水阳江，长江下游支流，在安徽省东南部。源出宁国县南，北流经宣城县纳南漪湖诸水，列当涂县纳石臼湖诸水入长江，可通航。

⑦ 字：表字。

⑧ 建炎：宋高宗年号（1127—1130）。

⑨ 编修：官名。宋代凡修国史、实录、会要等均随时置编修官，枢密院亦有编修官，均负责编纂记述。

⑩ 挈：qiè，带着，领着。

⑪ 病：名词作动词，患病。

⑫ 心躁：心气烦躁。

⑬ 不堪：不能忍受。

⑭ 凉剂：药性有寒热暑凉之别，以凉性药物组成的方剂以治疗热性疾病的称之凉剂。

⑮ 元：本来，原先。

⑯ 盖：副词，大概。

⑰ 外证：人体外显现的症状。

⑱ 渠：代词，他。

⑲ 药直：直，通"值"，药物的价值。

⑳ 但：副词，只。

㉑ 虚实：中医学指虚证和实证及其相互关系。如体壮初病，病邪盛者多表现为实证；体弱病久，正气衰者多表现为虚证。

㉒ 诊脉：中医诊断法，诊察疾病的脉象。

认为伤寒①阳证②，煮小茈胡汤③以进。妇人曰："香气类茈胡④，君宜审细，我服此立死。"陆曰："非也，幸宁心饮之。"妇人又申言甚切，陆竟不变。才下咽，吐泻交作，妇遂委顿⑤，犹⑥呼云："陆助教⑦，与汝地狱下理会!"语罢而绝。

后数年，溧水⑧高淳镇⑨李氏子病⑩瘵⑪，来召之。用功数日未效，出从倡家饮，而索钱并酒馔⑫于李氏，李之兄怒，叱不与。及归，已黄昏，乘醉下药数十粒，病者云："药在膈间，热如火。"又云："到腹中，亦如火。"又云："到脐下，亦如火。"须臾⑬大叫，痛不可忍，自床颤悸坠⑭地。至夜半，陆急投附子⑮丹沙⑯，皆不能纳⑰，潜⑱引舟，遁去⑲。未旦李死。绍兴⑳九年，陆暴得病，日夜呼曰："朱宜人，李六郎，休打我，我便去也。"旬日㉑而死。

---

① 伤寒：中医学病名。狭义之伤寒，由外在风寒之邪侵袭人体体表而引起的头痛项强、恶寒发热、脉浮等证。

② 阳证：与伤寒阴证相对，包括太阳、阳明、少阳病证。

③ 小茈胡汤：方剂名，由柴胡、黄芩、半夏、人参、甘草、生姜、大枣七味药组成。功能是和解少阳，扶正祛邪，用于伤寒少阳证、寒热往来、胸胁胀痛、口苦咽干、目眩等。

④ 茈胡：即柴胡，中药名。苦辛，微寒之品，具有和解少阳、疏肝解郁、升举阳气的作用，用于伤寒邪在少阳，肝郁胁痛。

⑤ 委顿：极度疲困。《新唐书·韩愈传》："此臂有十夫之力，自朝抵夕，跳跃叫呼，势不支久，必自委顿。"

⑥ 犹：副词，还，仍然。

⑦ 助教：学官名。晋武帝咸宁四年（278）设。帮助国子祭酒、博士教授生徒。南北朝及隋都相沿设置。唐时国子学、太学、广文馆、四门学等都有助教。明清仅国子监有助教。

⑧ 溧水：县名。

⑨ 高淳镇：县名。在江苏省西南部，邻接安徽省。

⑩ 病：名词作动词，患病。

⑪ 瘵：zhài，多指痨病，即肺结核病。如劳（痨）瘵，病瘵。

⑫ 酒馔：馔，食物，多指美食。

⑬ 须臾：片刻，一会儿，短暂的功夫。

⑭ 坠：落下，掉下。

⑮ 附子：中药名。

⑯ 丹沙：中药名。

⑰ 纳：纳入。

⑱ 潜：偷偷地，秘密地。

⑲ 遁去：隐藏，悄悄地逃离走。

⑳ 绍兴：年号，宋高宗年号（1131—1162）。

㉑ 旬日：一旬为十天，旬日，即十天。

《夷坚丁志·徐楼台》

当涂①外科医徐楼台，累世②能治痈疽③，其门首画楼台标记，以故得名。传至孙太郎者，尝④获乡贡⑤，于祖业尤精。绍兴⑥八年，溧水县蜡山富人江舜明，背疽⑦发，扣门求医。徐云："可治"。与其家立约，俟⑧病愈，入谢钱三百千。凡⑨攻疗旬日，饮食悉⑩如平常，笑语精神，殊⑪不衰减，唯卧起略假⑫人力。疮忽甚痛且痒。徐曰："法当溃脓，脓出即愈。"是夜⑬用药，众客环视，徐以针刺其疮，撚⑭纸张（长）五寸许⑮，如钱缗⑯大，点药插窍⑰中。江随呼："好痛！"连声渐高。徐曰："别⑱以银二十五两赏我，便出纸，脓才溃，痛当立定。"江之子源怒，坚不肯与，曰："元⑲（原）约不为少，今夕无事，明日便奉偿。"徐必欲得之。江族人元绰亦在旁，谓源曰："病者痛已极，复何惜此？"遂与其半。时纸捻入已逾⑳一更，及拔去，血液交涌如泉，呼声浸低㉑。

---

① 当涂：县名。治所在今安徽南陵东南。即当今涂县治。
② 累世：连续几代。
③ 痈疽：中医学疾病。一种疮毒，由邪毒引起的局部化脓性疾病，发于人体皮肉之间。
④ 尝：副词，曾经。
⑤ 乡贡：唐代由州县荐举人员送中央考试选拔，称"乡员"，不在学馆的考生，经州县初步考试合格，就可以被荐送中央选拔。唐代由州县选出来应科举的士子。
⑥ 绍兴：解释见前。年号，宋高宗年号（1131—1162）。
⑦ 背疽：长在人体背部的一种毒疮。
⑧ 俟：等待。
⑨ 凡：共。
⑩ 悉：副词，尽，都，全。
⑪ 殊：副词，很，非常。
⑫ 假：假借，凭借。
⑬ 是夜：这一夜。是，代词。
⑭ 撚：niǎn，同"捻"，用手指搓转。
⑮ 许：表示大约的数量。
⑯ 钱缗：缗，mín，穿铜线的绳子。引申为成串的铜钱，古代一千文为一缗。
⑰ 窍：孔窍，痈疽将溃之破口。
⑱ 别：另外，另。
⑲ 元：本来，原先。
⑳ 逾：yú，超过，越过。
㉑ 浸低：指病者呼声渐渐低落下去。浸：渐渐。

徐方诧为痛定，家人视之，盖①已毙。脓出犹不止。不一年，徐病热疾，哀叫不绝声，但②云："舜明莫打我，我固不是③，汝儿齐财亦不是。"如是数日乃死。二子随母改嫁，其家医道遂绝。

《夷坚支乙·张二大夫》

张二大夫者，京师④医家，后徙⑤临安⑥。官至翰林医痊⑦（此"痊"字误），晚退居吉州⑧，启⑨药肆⑩，技能不甚高，而一意牟利，累资⑪数万缗⑫。屋后小圃⑬，广袤⑭不能十丈，日往纵步，忽垣墙⑮颓仆，正压右足，腕折骨破，痛不堪忍。

市民范接骨⑯以外科著名，亟⑰招之。范视其骨胻⑱中，但⑲黄膜

---

① 盖：句首语气词。

② 但：只。

③ 我固不是：我本来不对。

④ 京师：首都的旧称。《公羊传·桓公九年》："京师者，天子之居也。京者何？大也。师者何？众也。"

⑤ 徙：迁徙，搬迁。

⑥ 临安：府名。宋建炎三年（1129）置行宫于杭州，为行在所，升州为临安府。治所在钱塘（今杭州市）辖境，相当今浙江桐溪，富春江以北，天目山脉东南地区及杭州湾北岸的海宁县地。绍兴八年（1138）定都于此。

⑦ 翰林医痊：官名。为翰林院中掌管医事的官员。翰林医官局，翰林院，官署名。唐初置。宋代犹以翰林院勾当官总领天文、书艺、图画、医官四局。

⑧ 吉州：州名。隋开皇十年（590）置州。唐治所在庐陵（今吉安市），辖境相当今江西新干、泰和间的赣江流域及安福、永新等县地。元初改为路。

⑨ 启：开启，开张。

⑩ 药肆：中药店铺。

⑪ 累资：积累资财。

⑫ 缗：mín，见前解释。本义为穿铜钱的绳子，引申为成串的铜钱。古代一千文为一缗。

⑬ 圃：种植蔬菜瓜果的园子。

⑭ 广袤：指土地的面积，东西为"广"，南北为"袤"。

⑮ 垣墙：矮墙，矮小的墙。

⑯ 范接骨：外科治疗方法，接骨，以其技长称之。

⑰ 亟：急忙，赶快。

⑱ 骨胻：胻，小腿。即小腿骨。

⑲ 但：副词，仅仅，只。

存，叹曰："凡①人上自头，下至足，当以髓②为主，故能恃以久长。方③盛壮之时，或有毁折，苟④精髓充盈，则可施板夹掖伤处，乃用外药涂傅，随其轻重浅深，刻日⑤复旧。今大夫髓枯矣，无复可接，是病非吾所能及也。"即舍去⑥。张宛转⑦榻⑧上，呻吟几⑨半年而死。

《夷坚丁志·符助教》

宣城⑩符里镇人符助教⑪，善治痈疽⑫，而年操心甚亡状，一意贪贿。病者疮不毒，亦先以药发之，前后隐恶不胜言。尝⑬入郡⑭为人疗疾，将辞归，自诣⑮市买果实。正坐肆⑯中，一黄衣⑰卒忽至前，瞠⑱曰："汝是符助教耶？阴司⑲唤汝。"示以手内片纸，皆两字或三字作行，市人尽见之，疑为所追人姓名也。符曰："使者肯见容到家否？"

---

① 凡：大凡。

② 髓：中医学中人体的骨髓、精髓，是维持人体生命活动的基本物质。

③ 方：甫，始，刚刚。

④ 苟：假设，如果，假如。

⑤ 刻日：同"克（剋）日"，限定日期。《宋史·张浚传》："时金人屯重兵于河南，为虚声胁和、有刻日决战之语。"

⑥ 舍去：即离去。

⑦ 宛转：犹辗转，碾转。

⑧ 榻：窄而低的床。泛指床。

⑨ 几：a. 几乎，差一点；b. 将近，接近。

⑩ 宣城：县名。在安徽省东南部、水阳江中游，北邻江苏省。汉置宛陵县，隋改宣城县。

⑪ 助教：学官名。西晋咸宁二年（276）立国子学，始置助教，协助国子博士传授儒家经学。其后除个别朝代外，国学中都设经学助教，称国子助教、太子助教、四门助教、广文助教等。州（郡）县学亦有设经学助教者。北魏增置医学助教，隋增算学助教，唐增律学助教，协助博士传授专门技术知识，至宋代废止。

⑫ 痈疽：中医外科疾病。

⑬ 尝：曾经。

⑭ 郡：古代的行政区域。《史记·秦始皇本纪》："分天下以为三十六郡。"

⑮ 诣：到……去。

⑯ 肆：店铺。

⑰ 黄衣：a. 古人祭祀时所穿的衣服；b. 古代大夫的韦弁服，覆于狐裘外；c. 道士的衣服。传说黄帝服黄衣戴黄冕，后汉初期道教推崇黄老，故冠服尚黄，以后相沿习。

⑱ 瞠：瞪着眼睛。《管子·小问》："瞠然视。"

⑲ 阴司：迷信者所说阴间的官府。

曰："当即取汝去，且急归，以七日为期。"遂①不见。满城相传，符助教被鬼取去。及还，至镇岸，临欲登，黄衣已立津步②上，举所执籐棒点其背，符大叫："好痛！"黄衣曰："汝元③来也知痛！"所点处随手成大疽如盌④，凡呼謈⑤七昼夜乃死。

《夷坚志补·段承务》

宜兴⑥段承务，医术精妙，然甚贪财贿，非大势力者不能屈致⑦，翟忠惠公居常熟⑧，欲招接，不可，委平江守⑨梁尚书⑩邀之，始一来。既回，至吴江⑪，适⑫一富人病来请，段至，视之曰："此病不过汤药数剂，然非五百千为谢不可。"其家许其半，遂拂衣⑬去，竟从其请，别⑭奉银五十两为药资，段益索至百两，乃出药为治，数日愈。载所获西归，至中途，夜梦一朱衣⑮曰："上帝以汝为医而专贪财贿，无济人⑯利

① 遂：a. 于是，就；b. 终，竟。
② 津步：津，渡口。步，水边停船的地方。
③ 元：原。
④ 盌：wǎn，同"碗"。
⑤ 呼謈：呼，呼喊，呼叫。謈，因痛而呼喊。《汉书·东方朔传》："上令倡监榜舍人，舍人不胜痛，呼謈"榜，打。
⑥ 宜兴：县名。在江苏省南部，邻接浙江、安徽两省，东滨太湖，北临滆湖。宋改义兴县为宜兴县。
⑦ 屈致：屈身到。
⑧ 常熟：县名。在江苏省南部，北临长江。
⑨ 平江守：府，路名。宋政和三年（1113）升苏州为平江府。治所在长洲（今苏州市）。辖境相当今江苏苏州市及吴县、常熟、昆山、吴江和上海市的嘉定等县地。宋时平江号称东南都会，有丝织、造纸、造船等手工业。守，太守，官名。郡守之类的行政官员。
⑩ 尚书：官名。始置于战国。或称掌书，"尚"是执掌的意思。……从隋唐开始，中央首要机关分为三省，尚书省即其中之一，职权益重；宋以后，三省分立之制渐成空名，行政全归尚书省。尚书事务繁杂。此以官名称其人。
⑪ 吴江：县名。五代吴越置县。位于江苏省最南部，西滨太湖，邻接上海市和浙江省。
⑫ 适：副词，恰好。
⑬ 拂衣：犹拂袖，表示愤怒。
⑭ 别：另，另外。
⑮ 朱衣：a. 古代帝王夏季所穿朱红色的服装；b. 古代绯色的公服，亦指穿这种公服的职位。唐宋四品、五品的官服绯，因以"朱衣"称刺史之服。
⑯ 济人：救济人民。

物之心，命杖脊二十。"遂叱左右捽而鞭之。既觉脊痛，呼仆视之，箠痕宛然①，还家既死。

《梦溪笔谈·人事二》

国子博士李余庆，知②常州③。强于政事，果④于去恶，凶人恶吏，畏之如神。末年⑤得疾甚困⑥，有州医博士⑦，多过恶，常惧为余庆所发，因其困，进利药⑧以毒之，服之洞泄⑨不已。势已危，余庆察其奸，使人扶舁⑩坐厅事⑪，召医博士，杖杀之，然后归卧，未及席而死，葬于横山⑫，人至今畏之，过墓者皆下。有病虐⑬者，取墓土着床席间，辄差⑭，其敬惮之⑮如此。

---

① 箠痕宛然：箠，chuí，鞭子，用鞭子打。箠痕，即鞭子的痕迹。宛然，好像。
② 知：主持。如：知事知县。《左传·襄公二十六年》："子产其将知政矣。"
③ 常州：州、路府名。隋开皇九年（589）改晋陵郡置州。治所在晋陵（今常州市）唐分置武进县，同为州治。明并晋陵入武进，清分武进置阳湖县，同为府治。辖境相当今江苏常州市、无锡市及武进江阳、无锡、宜兴等县地。元至元中改为路，至正十七年（1357）朱元璋改为府。
④ 果：果敢。
⑤ 末年：一年中的末期，即年尾。
⑥ 困：困窘，困难。
⑦ 医博士：博士，古学官名。始置于战国。《汉书·百官公卿表上》："博士，奏官，常通古今。"博士分有五经博士、国子博士、太学博士、律学、算学等博士。医博士即掌握医疗的教授官。
⑧ 利药：即通利大便，泄下大便的药物。能够引起腹泻、滑利大肠，使大便泻泄。诸如：大黄、甘遂、芫花、芒硝、牵牛子之类的药。
⑨ 洞泄：即水粪杂下的泻泄，常伴有腹痛，肛门坠下。
⑩ 舁：yú，抬。
⑪ 厅事：同"听事"，厅堂。《北史·长孙俭传》："俭于听事列军仪，具戎服以宾主礼见使。"亦作"厅事"。《魏书·夏候夫传》："忽梦见征房将军房世宝来至其家，直上厅事。"
⑫ 横山：县名。在陕西省北部，无定河上游，邻接内蒙古自治区。
⑬ 病虐：病，名词作动词，患病。虐，病名。寒热交作，休作有时，其病突然发生寒战，继以高热，数小时后汗出热退。有间日疟，三日疟等。
⑭ 辄差：副词，辄，常常，就。差，即病愈，病愈。
⑮ 敬惮之：恭敬，敬畏。惮，dàn，畏惧，害怕。

《巢林笔谈·吴中时医》卷四

吴中时医某，始以痘科得名，渐及大方①，名益噪②；负技而骄，不多与金钱，虽当道或不赴，时亦以此受辱。服其药者辄见③杀，而名不少损，盖小效归大功，大害委于命，一任其轻心躁气④，不惜以身命尝⑤者，踵相接⑥也。既死，哄传其堕落狗胎，有文在腹。其子以五十金买养之，岂⑦以其奚落穷民，妄投药剂，致有斯报耶？然而郡人⑧之言不足信，群聚而诋⑨之，一如其群聚而奉之也。

《泊宅编》卷五

古之贤人，或在医卜⑩之中。今之医者，急于声利，率用⑪诡道⑫以劫⑬流俗⑭，殆⑮与穴坏挟刃之徒⑯无异。予目击二事，今书之，以为世

---

① 大方：犹大地。《淮南子·俶真训》："是故能戴大员（圆）者履大方。"
② 名益噪：即名声更加显噪。噪，本义为众多鸟或虫子乱叫，引申为喧哗。
③ 辄见：常常，就。见，被。
④ 轻心躁气：即看病掉以轻心。心气急躁，轻率行事。
⑤ 尝：尝试。《左传·襄公十八年》："诸候方睦于晋，臣请尝之，若何？"
⑥ 踵相接：后面的人和前面的人踵迹相连接，形容连续不断。踵，本义，脚后跟。引申为追逐，追随，跟着。
⑦ 岂：难道。
⑧ 郡人：一郡之人。郡，古代地方行政区域。
⑨ 诋：诋毁，毁谤，诬蔑。
⑩ 医卜：医学占卜。
⑪ 率用：a. 轻率运用；b. 一律，一概利用。
⑫ 诡：诡异，怪异。
⑬ 劫：a. 强夺；b. 威胁，威逼；c. 佛教名词；d. 汉代西域诸国之一。
⑭ 流俗：即一般人。《孟子·尽心下》："同乎流俗，合乎污世。"朱熹注："流俗者，风俗颓靡，如水之下流，众莫不然也。"后泛指世俗。
⑮ 殆：大概。
⑯ 穴坏挟刃之徒：穴，a. 土室，岩洞；b. 动物的巢穴；c. 墓穴。坏，a. 没有烧过的砖瓦、陶器；b. 泛指半制成品。穴坏，意即洞穴里的未经教育好的人。

警①。王居安秀才久苦痔②，闻萧山③有善工④，力不能招致⑤，遂命舟自乌墩走钱塘⑥，舍⑦于静邸⑧中，使人迎医。医绝⑨江至杭，既见，欣然为治药饵⑩，且云："请以五日为期，可以除根本。"初以一药放下大肠数寸；又以一药洗之，徐⑪用药线结痔，信宿⑫痔脱，其大如桃；复⑬以药饵调养，数日遂安。此工初无难色，但放下大肠了，方议报谢之物，病者知命悬⑭其手，尽许行囊⑮所有为酬，方肯治疗。又玉山⑯周僅调官京师⑰，旧患膀胱气，外肾偏坠。有货药人⑱云，只立谈间可使之正。约以万钱及三缣⑲报之。相次⑳入室中，施一针，所苦果平。周大喜，即如数负金帛㉑而去。后半月，其疾如旧，使人访医者，已不见矣。

① 世警：人世的警言。
② 久苦痔：即为痔疮所苦已久。痔疮，病名。一种常见的肛管疾病。由于肛管和直肠末端的静脉曲张所造成。多见于坐立过久，经常便秘或妊娠者。以便血、疼痛和块物突出等为主要症状。
③ 萧山：县名。在浙江省杭州市东部，钱塘江下游，浙赣、萧甬两铁路交会境内。汉置余暨县，三国吴改永兴县，唐改萧山县。
④ 善工：指医技比较好的医生。工，工匠，古医生也指工匠。
⑤ 招致：招引，招来。
⑥ 钱塘：古县名。秦置钱塘县。治所在今杭州市西灵隐山麓，隋移今杭州市，唐代以"唐"为国号，始加"土"为钱塘。宋时与仁和县同为两浙路及临安府治所。
⑦ 舍：客舍，住宿。
⑧ 静邸：安静的住所。
⑨ 绝：横穿，横渡。
⑩ 药饵：即药物。
⑪ 徐：慢慢地。
⑫ 信宿：连宿两夜。毛传："再宿曰信；宿，犹处也。"《水经注·江水二》："流连信宿，不觉忘返。"
⑬ 复：再。
⑭ 悬：悬握于。
⑮ 行囊：古时装钱的口袋子。
⑯ 玉山：县名。在江西省东部、信江上游，邻接浙江省，浙赣铁路横贯。唐置县。
⑰ 京师：即古时首府的地方。是天子皇帝所在地。
⑱ 货药人：即卖药人。货，出卖。
⑲ 缣：jiān，细绢。
⑳ 相次：相互依次。
㉑ 负金帛：负，以背载物。金帛，金银玉帛。

第二章 医恶遭报

《浪迹丛谈》

歙人蒋紫垣，流寓①献县②程家庄，以医为业，有解砒毒方，用之即痊，然必邀取重资③，不满所欲，则坐视其死，不救。一日暴卒④，见梦于居停⑤主人曰："吾以耽利⑥之故，误人九命矣，死者诉于冥司⑦，判我九世服砒死，今将赴转轮。赂⑧鬼卒，得来见君，特以方奉授，君能持以活一人，则我少受一世业报也。"言讫⑨泣涕而去，曰："吾悔晚矣！"其方以防风⑩一两，研为末，水调服之而已，无他秘药也。又闻诸⑪沈文丰功曰："冷水调石膏⑫，解毒如神。"沈文平生不妄语，其方当亦验。

---

① 流寓：在异乡日久而定居下来。《后汉书·廉范传》："范父遭丧乱，**客死于蜀汉**，范遂流寓西州。"《周书·庚信传》："南北流寓之士，各许还其旧国。"
② 献县：在河北省中部偏南，滹阳、滹沱两河在境内汇合后入子牙河。汉置乐成县，隋改乐寿县，明人献州，后又降为献县。
③ 资：a. 罚钱；b. 资财，钱财；c. 计算，估量。
④ 暴卒：突然死亡。
⑤ 居停：寄居的处所。后因称寓所或寄居之家为"居停"。
⑥ 耽利：耽，爱好、沉溺。利，声利，名利。
⑦ 冥司：冥间，冥士。冥府，迷信者称人死后所居之处。
⑧ 赂：贿赂。
⑨ 讫：终了，完毕。
⑩ 防风：中药名。
⑪ 诸：兼词，之于。
⑫ 石膏：中药名。

《弇山堂别集·中官考五》

弘治十八年五月，上崩①，司②设监③，太监④张瑜，掌太医院⑤事右通政施⑥钦，院判刘文泰，御医⑦高廷和下狱。

初，上以祷雨斋戒，偶感风寒，命瑜与太医院议方药，瑜私与文泰，廷和不请诊视，辄⑧用药以进，继与钦及院判方叔和、医士徐昊等进药，皆与症乖⑨，先帝⑩遂弥留⑪，中外痛恨。至是，文武大臣英国公张懋等并科道⑫等官上疏请正其罪。令旨，命锦衣卫⑬执瑜等送都察

① 上崩：皇帝驾崩。上，皇上，皇帝。崩，驾崩。

② 司：官署名。唐、宋以后，尚书省各部所属有司。独立的官署也有称司的，如宋代的殿前司，明清两代的通政使司，在外的如宋代的安抚使司称帅司。明清两代的布政，按察使司称藩司、臬司。

③ 监：旧时官署名称。魏晋至隋唐有秘书监，殿中监等，其主官亦称监及少监。

④ 太监：《史记·秦本记》"（卫鞅）因景监求见孝公。"张守节正义："阉人也。"唐代设内侍省，其长官为监及少监，后来亦作宦官之通称。在宫内侍奉皇帝及家属。

⑤ 太医院：官署名。秦汉以后置太医令，为掌管医疗的职官。隋唐有太医署，宋有医管院。

⑥ 通政施：通政司。

⑦ 御医：皇帝内廷供奉的医生。《清会典事例·太医院·设官》："国初，设院使一员，左院判一员，右院判一员，御医十员，吏目三十员。"

⑧ 辄：a. 总是；b. 立即，就；c. 专擅，独断专行。

⑨ 乖：乖戾，错，违背。

⑩ 先帝：前一代，上一代的帝王。

⑪ 弥留：本谓久病不愈，后也用以称病重将死。

⑫ 科道：明清六科给事中与都察院各道监察御史的合称。明代通称两衙门。

⑬ 锦衣卫：明代官署名。即锦衣亲军指挥使司。明洪武十五年（1382）置。原为保卫皇宫的亲军，掌管皇帝出入仪仗。明太祖朱元璋为加强专制统治，特令兼管刑狱，赋予巡察缉捕权力，为皇帝的耳目和爪牙。

院①，会官鞫②之。都察院左都御史③戴珊等会同英国公张懋，吏部④尚书⑤马文升等，以张瑜等狱⑥上，谓瑜尝⑦奉命修理药料，与刘文泰及右参议丘钰假市药⑧侵盗官钱，及纂修《本草》，又荐文泰及高廷和同事，并缘为奸。先帝不豫⑨，瑜欲授引文泰等徼幸成功，施钦及院判方叔和等相继诊视，俱医不对症。拟瑜及文泰、廷和，诸司官⑩与内官⑪交结作弊而扶同奏者，律各斩，钦等罪各有差。有旨，瑜等论决，钦叔和革职闲住，钰追赋五百两，并泰发为民。史谓大臣有阴厚⑫文泰者，故不用合和御药大不敬正条，而比依交结内官律。其后瑜等遂得以为解脱之地，识者恨之。

---

　　① 都察院：官署名。汉以后历代都有御史台，明初改设都察院。长官为左、右都御史，下设副都御吏，金都御史。又分十三道，设置监察御史，巡按州县，考察官吏。清代改以左都御史，左副都御史为主官，右都御史及右副都御史则专作总督、巡抚的加衔；裁撤金都御史。雍正元年（1723）以六科给事中并入，合称科道，成为最高的监察，弹劾及建议机关。

　　② 鞫：jú，审讯，审问。

　　③ 左都御史：官名。明代设左、右御史，其职相当前代的御史大夫，副都御史相当于前代的御史中丞。为都察院之长官，正二品。负责监察纠劾事务，兼管审理重大案件和考核官吏。

　　④ 吏部：官署名。西汉尚书有常侍曹，主管丞相御史公卿之事。东汉改为吏部曹，末期又改为选部曹。魏、晋以后，尚书省（尚书台）设“吏部”，置尚书等官。隋、唐两代列为六部之首，主管全国官吏的任免、考课、升降、调动等事务，长官为吏部尚书，副长官为侍郎。

　　⑤ 尚书：官名。始置于战国。“尚”是执掌的意思。

　　⑥ 狱：a. 官司；b. 监牢。

　　⑦ 尝：曾经。

　　⑧ 假市药：凭借买药。假，凭借，借助。市，买，交易。

　　⑨ 不豫：a. 不悦，不快乐；b. 旧以称帝王有病；c. 不犹豫。

　　⑩ 司官：清代各部属官的通称，指部内各司的郎中、员外郎、主事等，对堂官而言。

　　⑪ 内官：内朝官，即“中朝官”，指在宫内接近君主的各官。

　　⑫ 阴厚：背地里，私下里看重、厚重。

第三章　传术择人

《备急千金要方·卷二十九第六》

……表针内药①，随时用之，消息将之②，与天同心，百年永安，终无横病③，此要略说之，非贤勿传，秘之。

《史记·扁鹊仓公列传》

诏④问故太仓长⑤臣⑥意⑦："方伎⑧所长，及所能治病者？有其书无有⑨？皆安受学？受学几何⑩岁？……"臣意对曰："自意少时⑪，喜医药，医药方试之多不验者。至高后八年，得见师⑫临菑元里⑬公乘阳

---

① 表针内药：即外用针刺治疗，内用药物治疗。
② 消息将之：即酌情用之。
③ 横病：横夭之疾病。
④ 诏：诏书，皇帝的命令或文告。
⑤ 太仓长：官名。汉置。属大司农，主收受郡国漕粮、秩六百石。隋唐有太仓署，置令、丞、监事、典事等。太仓为中央控制的粮食总仓库。太仓长，即掌管粮食总仓库的官员。
⑥ 臣：臣子，古代自谦词。
⑦ 意：即淳于意，西汉名医。首创"诊籍"，即最早的临证病案记录。
⑧ 方伎：医药与养生之类的技术。《汉书·艺文志》："方技者，皆生生之具……故论其书，以序方技为四种。"按四种谓医经、经方、房中、神仙。《后汉书》有方术传，《新唐书》《宋史》有方技传。《明史》有方伎传，皆同。伎，同"技"。
⑨ 无有：没有。
⑩ 几何：多少年。
⑪ 少时：年少之时。
⑫ 师：老师。
⑬ 临菑元里：地名。临菑，古邑名，亦作临缁、临淄，以城临菑水得名。故址在今山东淄博市东北旧临淄。

庆①。庆②年七十余，意得见事③之。谓意曰：'尽去而方书，非是也。庆有古先道④遗传黄帝⑤、扁鹊⑥之脉书⑦，五色⑧诊病，知人生死，决嫌疑，定可治，及药论书，甚精。我家给富⑨，心爱公，欲尽以我禁方书⑩悉⑪教公。'臣意即曰：'幸甚，非意之所敢⑫望也。'臣意即避席⑬再拜⑭谒⑮，受其脉书上下经、五色诊、奇咳术、揆度⑯阴阳外变、药论、石神、接阴阳禁书，受读解验之，可一年所⑰。明岁⑱即验之，有验，然尚未精也。要事之三年所，即尝⑲已为人治，诊病决死生，有验，精良。今庆已死十年所，臣意年尽三年，年三十九岁也。"

　　庆又告臣曰："慎毋⑳令我子孙知若㉑学我方也。"问臣意："师庆㉒

---

　①　公乘阳庆：古代名医。

　②　庆：即阳庆。

　③　事：侍奉，服侍。

　④　古先道：古代最早的医道。

　⑤　黄帝：《素问·上古天真论第一》王冰注"有熊国君少典之子姓公孙徇疾也、敦信也、敏达也，习用干戈以不享平定天下……"曾和古医岐伯以问答形式谈论医理。

　⑥　扁鹊：传说为上古黄帝时代的名医，古代往往称医术高明的医生为"扁鹊"。《史记·扁鹊传》是秦越人。

　⑦　脉书：论述脉学理论的著作。古以切诊脉象诊疾病。

　⑧　五色：中医学名词。人体面部的颜色，青、赤、黄、白、黑，古以望诊察疾病。

　⑨　给富：即丰富，富裕。给：丰足，富裕。《论六家要旨》（司马谈）："要曰强本节用，则人给家足之道也。"

　⑩　禁方书：秘方著作。

　⑪　悉：副词，都，全部。

　⑫　敢：a. 谦词，冒昧的意思；b. 副词，用于反问，"岂敢"之意。

　⑬　避席：古人席地而坐，离座起立，表示敬意，谓之"避席"。《庄子·寓言》："舍者避席。"《吕氏春秋·直谏》："桓公避席再拜。"

　⑭　拜：行敬礼，古时为下跪叩头及打躬作揖的通称。

　⑮　谒：拜见，请见。

　⑯　揆度：度量，估量。《淮南子·兵略训》："能治五官之事者，不可揆度者也。"

　⑰　所：表约数，大概的数目。大约，左右。

　⑱　明岁：明年。

　⑲　尝：a. 尝试；b. 曾经。

　⑳　毋：不要。

　㉑　若：人称代词，你，你的。

　㉒　师庆：意动词，以庆为师。

何见于意而爱意，欲①悉教②意方③？"对曰："臣意不闻④师庆为方善⑤也。意所以⑥知庆者，意少时好诸方⑦事，臣意试其方，皆多验，精良。臣意闻菑川唐里⑧公孙光善⑨为古传方⑩，臣意即往谒⑪之。得见事之⑫，受方化阴阳及传语法，臣意悉受书⑬之。臣意欲尽⑭受他精方。"公孙光曰："吾方尽⑮矣，不为⑯爱公所⑰。吾身已衰，无所复⑱事之，是吾⑲年少所受妙⑳方也，悉与㉑公，毋㉒以之教人。"臣意曰："得见事待公前，悉得禁方㉓，幸甚㉔。意死不敢妄传人。"居㉕有间㉖，公孙光间㉗处，臣意深论方，见言㉘百世㉙为之精也。师光喜曰："公必为㉚国工。吾有所

---

① 欲：欲要，想要。
② 悉教：全部教授。
③ 方：方书，方药。
④ 不闻：没有听说。
⑤ 善：好。
⑥ 所以：表原因。所以……的原因。
⑦ 好诸方：喜好各种方书、方药。
⑧ 菑川唐里：地名。
⑨ 善：好。
⑩ 古传方：先古遗传的方书。
⑪ 往谒：去拜谒，拜访。
⑫ 事之：侍奉，服侍他。
⑬ 书：名词作动词，书写、书记。
⑭ 尽：全部。
⑮ 尽：完。
⑯ 不为：不被。
⑰ 所：为……所，表被动，即被……所用。
⑱ 复：再
⑲ 吾：代词，我。
⑳ 妙：精妙。
㉑ 与：给予。
㉒ 毋：不要。
㉓ 禁方：秘方。
㉔ 幸甚：很幸运。
㉕ 居：用在时间名词前，表示隔了一段时间。
㉖ 有间：过了不久，不一会儿。
㉗ 间：a.（闲）空闲；b. 期间，中间。
㉘ 见言：见说，犹言听说，唐时俗语。李白《送友人入蜀》："见说蚕虫路，崎岖不易行"的诗句。
㉙ 百世：百世纪。
㉚ 必为：一定做。

善者皆疏，同产处临菑，善为方，吾不若①，其方甚奇，非世之所闻②也。吾年中时，尝③欲受其方，杨中倩不肯，曰：'若④非其人也。'胥⑤与公⑥往见之，当知公喜方也。其人亦老矣，其家给富⑦。"时者未往，会⑧庆子男殷来献马，因师光奏马王所，意以故得与殷善。光又属⑨意于殷曰："意好数⑩，公必谨遇之⑪，其人圣儒⑫。"即为书⑬以⑭意属⑮阳庆，以故⑯知庆。臣意事⑰庆谨⑱，以故爱意也。

《千金翼方》卷二十九章第五

天师⑲曰：得吾法者，上士⑳升㉑仙，下士迁㉒官，庶人㉓得之，益

---

① 不若：《左传·宣公三年》"故民入川泽山林，不蓬不若。"杜预注："若，顺也。"不顺，犹言不祥、不吉利，指传说中的魑魅魍魉等害人之物。

② 所闻：所听说的事。

③ 尝：曾经。

④ 若：代词，你。

⑤ 胥：相。《孟子·梁惠王下》："睊睊胥谗"。睊睊，怒目而视。

⑥ 公：尊称，你。

⑦ 给富：丰富，富足，富裕。

⑧ 会：副词，正好，恰巧。

⑨ 属：（嘱）委托，交付。

⑩ 数：术数。

⑪ 谨遇之：恭谨地对待他。

⑫ 圣儒：即学有专长，道德高尚的读书人。圣，a. 无所不通；b. 道德高尚；c. 谓所专长之事造诣至于极顶。儒，读书人。

⑬ 为书：写书信。

⑭ 以：因。

⑮ 属：委托，交付。

⑯ 以故：因为这个缘故。

⑰ 事：侍奉。

⑱ 谨：恭谨。

⑲ 天师：古代称有道术的人。《庄子·徐无鬼》载黄帝称襄城童子为"天师"："黄帝再拜稽首称天师而退"。又黄帝对岐伯也称天师（《素问·上古天真论篇》）。

⑳ 上士：a. 道德高尚之士。《老子》："上士闻道，勤而行之。"b. 周代爵号，士有上、中、下士；c. 军衔的一级。

㉑ 升：a. 太阳升起，引申为登上；b. 升官。

㉒ 迁：a. 迁移，变更，变动；b. 调动官职，一般是升官。

㉓ 庶人：西周以后对农业生产者的称谓。秦汉以后泛指没有官爵的平民。

寿延年，父子兄弟不得相传，传必贤人①，非贤勿传，殃及子孙。

《史记·扁鹊仓公列传》

扁鹊②者，勃海郡③郑人④也，姓秦氏，名越人。少时为人舍长⑤。舍客长桑君⑥过，扁鹊独奇之⑦，常谨遇⑧之。长桑君亦⑨知扁鹊非常人⑩也。出入十余年，乃呼扁鹊私坐⑪。闲⑫（间）与语曰："我有禁方⑬，年老，欲⑭传与公，公毋⑮泄。"扁鹊曰："敬诺⑯"。乃⑰出其怀中药予⑱扁鹊："饮之是以上池之水，三十日当知物⑲矣。"乃悉取⑳其禁方书尽与㉑扁鹊。忽然不见，殆非人也㉒。扁鹊以其言饮药三十日，视见垣㉓一方人㉔。以此㉕视病，尽见五藏癥结㉖，特㉗以诊脉为名耳。

---

① 贤人：指才能德行好的人。
② 扁鹊：古时名医，姓秦，名越人。对疾病的诊断有贡献，尤善于望诊、切诊。
③ 勃海郡：古郡名。西汉所置的行政区域，辖今河北省东南部和山东省西北部的地区。
④ 郑人：即郑国人。郑国是春秋时的一小国。
⑤ 舍长：客舍、客馆的掌管、主管。
⑥ 长桑君：人名，姓长桑。君，尊称。
⑦ 独奇之：意动词，以之为奇。
⑧ 常谨遇：常常恭谨地对待他。遇，对，对待，待遇。
⑨ 亦：也。
⑩ 非常人：不是一般的人。不是平常之辈。
⑪ 私坐：私下地闲坐。
⑫ 闲：秘密地，悄悄地。
⑬ 禁方：禁秘之方药、方书。
⑭ 欲：想要。
⑮ 毋：不要泄密、泄露。
⑯ 敬诺：恭敬地应诺。诺，答应的声音。
⑰ 乃：于是。
⑱ 予：给予。
⑲ 知物：了解事物。
⑳ 悉取：全部取出。
㉑ 尽与：全部给予。
㉒ 殆非人也：大概不是一般的人啊。殆，副词，大概。
㉓ 垣：矮墙。
㉔ 一方人：另一方的人。
㉕ 以此：根据这（功能特异）。
㉖ 癥结：指体内的包块。由痰气、血津等互裹，结成块状物，为体内的有害物质。
㉗ 特：副词，只，仅。

为医或①在齐②，或在赵③。在赵者名扁鹊。

《素问·气交变大论篇》第六十九

黄帝问曰：五运④更治，上应天菁⑤，阴阳⑥往复，寒暑⑦迎随，真邪⑧相薄⑨，内外分离，六经⑩波荡，五气倾移⑪，太过不及，专胜兼并⑫，愿言其始，而有常名⑬，可得闻乎？岐伯稽首⑭再拜对曰：昭乎哉问也⑮，是明道⑯也。此上帝所贵⑰，先师传之，臣虽不敏⑱，往闻

---

① 或：有的时候。

② 齐：春秋时的齐国。

③ 赵：春秋时的赵国。

④ 五运：五种物质（金木水火土）的运行变化。五运六气："运气"，"运"指木、火、土、金、水五个阶段的相互推移。"气"，指风寒暑湿燥火六种气候的转变。古代医家以十天干定"运"以十二地支定气。古代前人结合五行生克理论，推断每年气候变化与疾病的关系。人体各种机能活动以及抗病能力都和真气直接相关。故真气是人体生命活动的动力。

⑤ 天菁：自然中的周期。菁，一周年、一周日。《尚书·尧典》："菁，三百有六旬有六日。"（一年有三百六十六天。）

⑥ 阴阳：是一对哲学范畴。是古人对自然界事物性质及其发展变化规律的认识。自然中，天地阴阳之气，在上的为阳气，下为阴气。

⑦ 寒暑：自然中的六气，一年四季风寒暑湿燥火六种气候因素的变化。

⑧ 真邪：是指真气和邪气，真气是正常之气，于人有利。邪气，是不正之气，于人体有害。

⑨ 相薄：相互斗争。

⑩ 六经：即太阳、阳明、少阳、太阴、少阴、厥阴经的合称。经，即人体中的经脉，是运行人体气血的通道。古时临床上多以六经的名称及其所表现的证候特点来说明疾病部位的深浅（表里）和疾病发展的阶段，作为诊治急性热病（广义的伤寒）时辨证诊治的纲领，如"六经辨证"。

⑪ 五气：指金木水火土五运之气的变化。

⑫ 专胜兼并：《素问》王冰注"专胜谓五运主岁太过也，兼并谓主岁之不及也。"一气独盛称为"专胜"，专胜是太过。二气相兼称为"兼并"，并有吞并侵占之义，兼为不及。例如木气太过，则乘土侮金，是为"专胜"；若木气不及则反受土侮金乘是为兼并。

⑬ 常名：《素问》王冰注"常名谓布化于太虚人身参应病之形诊也。"

⑭ 稽首：古时的一种礼节。跪下，拱手至地，头也至地。

⑮ 昭乎哉问也：主谓句倒装，即"问也，昭乎哉"。昭，明显、显著。

⑯ 明道：明白、明了。

⑰ 所贵：名词，所宝贵的东西。

⑱ 敏：敏达，聪敏。

其旨①。

帝曰："余闻得其人不教，是谓失道②，传非其人，慢泄天宝③。"余诚菲④德⑤，未足以受至道⑥，然而众子哀其不终⑦，愿夫子保于无穷⑧，流于无极⑨，余司⑩其事，则而行之，奈何？岐伯曰：请遂言之也。《上经⑪》曰："夫道⑫者，上知天文，下知地理，中知人事⑬，可以长久，此之谓也⑭。帝曰：何谓也？岐伯⑮曰：本于气位⑯也。位⑰天者，天文也；位⑱地者，地理也；通于人气⑲之变化者，人事也。

《灵枢·禁服》第四十八

雷公⑳问于黄帝㉑曰：细子㉒得受业，通于《九针》六十篇（上古

---

① 往闻其旨：过去曾听说过要旨。往，从前，过去。《史记·韩非子传》："观往者得失之变。"（观：观察），成语有"既往不咎"。旨，旨意，要旨，遗旨。

② 失道：遗失学术之道。

③ 慢泄天宝：怠慢漏泄天机、天的机密。天宝，天然的宝物。

④ 菲：微薄。

⑤ 德：德行，才能。

⑥ 至道：至高，极的道理。

⑦ 终：寿终。

⑧ 保于无穷：意思是使学术专长、医道长久地保存下去。

⑨ 流于无极：意思是使学术专长、医道长久地流传下去。

⑩ 司：主持，主管。

⑪ 上经：古书名称。

⑫ 道：医学之道理。

⑬ 人事：是指天、地、人三气。

⑭ 此之谓也：即谓此。

⑮ 岐伯：传说中的古代名医。其名见于《黄帝内经》。此书介绍他与黄帝讨论医学，以答问形式写成。后世称中医学为"歧黄之术"即源于此。

⑯ 本于气位：位置，立。

⑰ 位：立……位。

⑱ 位：名词作动词，寻求位置。

⑲ 通于人气：王冰注"五运居中，司人气之变化，故曰通于人气。"人气，人体的气机变化。

⑳ 雷公：传说中的古代名医。其名见于《黄帝内经》，与黄帝讨论医学理论。

㉑ 黄帝：传说中中原各族的共同祖先。姬姓，号轩辕氏，有熊氏。少典之子。有很多发明创造，如养蚕、舟车、文字、音律、医学、算数等。

㉒ 细子：犹言小子，微不足道的普通小民。

书篇名），旦暮勤服之，近者编绝①，久者简垢，……

黄帝曰：善乎哉问也（此处为主谓倒装），此先师②之所禁，坐私传之③也，割臂歃血之盟④，子若欲得之，何不斋乎。

《灵枢·官能》第七十三

雷公问于黄帝曰：《针论⑤》曰得其人乃传，非其人勿言。何以⑥知其可传？黄帝曰：各得其人，任之其能⑦，故其明⑧其事。雷公曰：愿闻官能奈何⑨？黄帝曰：明⑩目者，可使视色；聪⑪耳者，可使听者；捷⑫疾辞语者，可使传论；语徐⑬而安静，手巧而心审谛⑭者，可使行针艾⑮，理血气而调诸逆顺，察阴阳而兼诸方；缓⑯节柔⑰筋而心和调者，可使导引⑱行气；疾毒言语轻人者，可使唾痈⑲咒⑳病；爪苦手毒，为事

---

① 编绝：编指古代用以穿连竹简的皮条或绳子。《史记·孔子世家》："读《易》，韦编三绝"。后用来称一部书或书的一部分。

② 先师：先代的老师，从前的老师。

③ 坐私传之：谓师徒传授技术、私传。

④ 歃血之盟：饮血之盟约。歃，shà，饮，喝。古代举行盟会时，杀牲饮血，以表示诚意。《国语·晋语八》："楚人固请先歃。"（固请：坚决请求。）歃血传方……不可以为天下师。

⑤ 针论：书名。

⑥ 何以：根据什么，以何。

⑦ 能：才能，能力。

⑧ 明：使动词，使其事明了。

⑨ 官能奈何：即功能怎么样。

⑩ 明：使动词，使目明。

⑪ 聪：使动词，使耳聪。

⑫ 捷：使动词，使疾捷。

⑬ 徐：慢。

⑭ 审谛：审察详细、仔细、弄清楚。

⑮ 针艾：针刺，艾灸。

⑯ 缓：使动词。

⑰ 柔：形容词作使动词。

⑱ 导引：是古代一种用来保健与治病的体育锻炼方法。具体解释有几种：a. 运动肢体；b. 自行按摩；c. 类于深呼吸，古人称吐纳；d. 包括气功与体育疗法。

⑲ 唾痈：祝告疾病。

⑳ 咒：zhòu, a. 祝告（迷信）；b. 诅咒，咒骂；c. 佛教经文中的一种；d. 某些宗教或巫术的密语。

善伤者，可使按积抑痹①。各得其能，方乃可行，其名乃彰②；不得其人，其功不成，其师无名。故曰："得其人乃言，非其人勿传"，此之谓也。

《清稗类钞·易三受医术于张老人》

易三，沅陵③人，少学剑，恣游④武汉⑤间，为巨商卫藏。已而⑥自谓弗善⑦也，改而刺船⑧，济行者⑨。年三十余居常德⑩东市，卖浆⑪宿旅⑫。久之，有老人行乞⑬市中，日呼易三门，求食，体有恶疽⑭，溃而臭秽不可近。易心哀之，日贮⑮盂食以给之。旋求⑯僦⑰居⑱，亦纳⑲焉。

---

① 按积抑痹：按摩疗法。积，积聚，块。痹，痹闭。意为使气血通畅，经脉舒缓。

② 彰：明显，显著。

③ 沅陵：地县名。在湖南省西部，沅江中游。汉置县。

④ 恣游：放任无拘束地游乐、游玩。

⑤ 武汉：地名。在湖北省中部偏东，长江与汉水交汇处。

⑥ 已而：旋即，不久。《史记·夏本纪》："乃召汤而囚之夏台，已而释之。"黄宗羲《海盐鹰窠顶观日月并升记》："已而白痕一抹出于红内。"

⑦ 弗善：除灾求福做好事。弗：a. 义同"不"；b. 不要；c. 通"祓"，除灾求福。

⑧ 刺船：撑船。《史记·陈丞相世家》："船人见其美丈夫独行，疑其亡将，要（腰）中当有金玉宝器，目之，欲杀平。平恐，乃解衣裸而佐刺船。"

⑨ 济行者：救济过路的人。

⑩ 常德：地名。在湖南省北部，沅江下游。秦置临沅县，隋改武陵县，1913 年改常德县。

⑪ 浆：浆水。

⑫ 宿旅：设宿旅馆、客馆。宿，住宿，过夜。住宿的旅馆。

⑬ 行乞：行走乞讨。

⑭ 恶疽：险恶的痈疽疾病红肿溃脓。疽，凡疮疡表现为漫肿平塌、皮色不变、不热少痛、未成脓难消，已成脓难溃，脓水清稀，破后难敛的都称为"疽"，多因邪气或厚食肥甘等引起的气血失调而郁滞而成，临床上有多种类型。

⑮ 贮：积存。

⑯ 旋求：旋即请求。

⑰ 僦：jiù，租赁，雇。

⑱ 居：居处。

⑲ 纳：纳入。

老人朝出暮归，踉跄①怪状。室中人皆恨且詈②，易独不然。居且③一年，老人病痢④，粪赤白下，杂疽臭，益⑤不可近。易殷勤候⑥食息，无畏色。老人夜分⑦呼易曰："吾有意于子⑧久矣，子诚善也，吾术可授子。吾固⑨不患疽，不患痢，姑⑩试子耳。"易谛视⑪老人，体如常人⑫。及视所下赤白粪，皆澄清可镜⑬，心异之⑭。昧爽⑮，老人呼易步东阁高冈，授法，怀中出所乞食盂⑯，取水，祝⑰令沸⑱，以短刀置盂中，水不仆⑲，戒曰："凡吾术，可以医百病，祝水不沸，刀不竖，不可治，即治，不可受人财，又不可妄传人。"易俯首⑳谢。老人忽不见，遥闻㉑有声曰："吾乃张姓也。"

---

① 踉跄：走路不稳。韩愈《赠张籍》诗："君来好呼出，踉跄越门限。"《红楼梦》第一百十六回："又怕被人追赶，只得踉跄而逃。"

② 詈：lì，骂，责备。

③ 且：将要，将近。

④ 病痢：患痢疾，病名。古名"滞下"，亦称"肠澼"。滞下，是大便次数增多，虽急欲排便，但又不能通畅，肛门重坠，如有物阻滞的感觉。肠澼，是肠内有积滞，排便时澼澼有声。本病为夏、秋季节常见的疾病，临床上以腹痛黏液脓血样大便次数增多而量少、里急后重为特征，分有多种类型。

⑤ 益：更加。

⑥ 候：侍候。

⑦ 夜分：晚夜时分。

⑧ 子：对人的尊称，多指男子，相当于现代汉语中的"您"字。

⑨ 固：副词，本来。

⑩ 姑：姑且。

⑪ 谛视：详细审视。

⑫ 常人：平常，正常之人。

⑬ 镜：名词作动词，照。

⑭ 异之：奇怪它。

⑮ 昧爽：犹黎明，天将亮未亮之时。《书·太甲上》："先王昧爽丕显，坐以待旦。"《史记·封禅书》："十一月辛巳朔旦冬至，昧爽，天子始郊拜太一。"程大昌《演繁露》卷十："（黎明）犹曰昧爽也。昧，暗也；爽，明也。亦明暗相杂也。"

⑯ 盂：盛液体的器皿。

⑰ 祝：祝告。

⑱ 沸：沸腾。

⑲ 仆：仆倒，倒下。

⑳ 俯首：屈身，低头，向下，表示对对方行动的尊敬。

㉑ 遥闻：远远地听到。

第四章 术求精良

《三国志·方伎传·华佗传》

李将军妻病甚，呼①佗视脉②，曰："伤娠③而④胎不去⑤。"将军言："闻实⑥伤娠，胎已去矣。"佗曰："案⑦脉，胎未去也。"将军以为⑧不然⑨。佗舍⑩去，妇稍⑪小差⑫。百余日复动⑬，更⑭呼佗，佗曰："此脉故事⑮有胎。前当生两儿，一儿先出，血出甚多，后儿⑯不及生。母不自觉⑰，旁人亦不寤⑱，不复迎，遂⑲不得生。胎死，血脉不复归⑳，必

---

① 呼：呼喊。
② 视脉：诊视脉象。
③ 娠：妊娠，怀孕。
④ 而：然而。
⑤ 去：离去。
⑥ 闻实：近日，近来确实。
⑦ 案：即"按"，按照脉象。
⑧ 以为：认为。
⑨ 不然：不只这样。
⑩ 舍：即"捨"，放弃，不要。
⑪ 稍：渐渐。
⑫ 小差：小有好转。
⑬ 复动：再次发作。
⑭ 更：再。
⑮ 故事：先前遗留下的事情。
⑯ 后儿：第二个儿子。
⑰ 觉：感觉。
⑱ 寤：醒寤。
⑲ 遂：于是。
⑳ 归：归还原处。

燥著母脊①，故使多脊痛。今当与汤②，并针③一处，此死胎必出。"汤、针既④加，妇痛急如欲生者。佗曰："此死胎久枯，不能自出⑤宜⑥使人探⑦之。"果得一死男，手足完具⑧，色黑，长可⑨尺所⑩。

《酉阳杂俎·医》

荆州⑪道士⑫王彦伯，天性善医⑬，尤别脉⑭，断人生死寿夭⑮，百不差⑯一。裴胄尚书⑰子，忽暴⑱中⑲病⑳，众医拱手㉑，或说㉒彦伯，遽迎㉓之使视。脉㉔之良久，曰：都无疾。乃㉕煮散数味，入口而愈。裴问

---

① 必燥著母脊：一定是干燥地贴附在母体脊骨上。燥：指胎儿死后干枯。著：贴附，贴连。
② 汤：汤药。
③ 针：针刺。
④ 既：尽。
⑤ 自出：自然生出。
⑥ 宜：应该，应当。
⑦ 探：探取。
⑧ 完具：完备具有。
⑨ 可：大约。
⑩ 所：左右。
⑪ 荆州：地名。古今范围不一。今湖北省境内。
⑫ 道士：a. 指奉守道教经典规诫并熟悉各种斋醮祭祷仪式的人；一般指道教的宗教职业者；b. 即"方士"；c. 泛指有道之士；d. 佛教僧侣。
⑬ 善医：善于，擅长医学之道。
⑭ 别脉：辨别脉象的变化。
⑮ 寿夭：人的寿辰夭亡。
⑯ 差：错差。
⑰ 尚书：官名。始置于战国，或称掌书，"尚"是执掌的意思。……从隋唐开始，中央首要机关分为三省，尚书省即其中之一，职权益重，宋以后，三省分立之制渐成空名，行政全归尚书省。尚书事务繁杂。
⑱ 暴：突然，急骤。
⑲ 中：入中，中伤。
⑳ 病：疾病。
㉑ 拱手：两手在胸前相合，表示恭敬。陈亮《上孝宗皇帝第一书》："低头拱手。"
㉒ 或说：有的说。
㉓ 遽迎：急速状迎接。
㉔ 脉：名词作动词，诊脉。
㉕ 乃：于是。

其状①，彦伯曰："中②无鳃鲤鱼③毒也。"其子因脍④得病，裴初不信，乃脍鲤鱼无鳃者，令左右食之，其候⑤悉同⑥，始大惊异焉。

《酉阳杂俎·支诺皋上》

太和五年⑦，复州⑧医人王超善用针，病无不差⑨。于午，忽无病死，经宿⑩而苏⑪。言始梦至⑫一处，城壁台殿如王者居，见一人卧，召前祖视，左髆⑬有肿，大如杯，令超治之，即为针⑭出脓升余。

《东斋记事》卷一

景祐元年⑮，仁皇⑯感疾，屡更⑰翰林医⑱不愈。李大长公主言许

① 状：原状，原故。

② 中：中毒。

③ 鲤鱼：鱼类中的一种。发物。

④ 脍："鲙"的异体字。细切的鱼肉。

⑤ 候：证候。

⑥ 悉同：全部相同。

⑦ 太和五年：太和，表年号。a. 魏明帝年号（227—233）；b. 后赵石勒年号（366—371）；c. 成（汉）李势年号（344—346）；d. 晋废帝年号（366—371）；e. 北魏孝文帝年号（477—499）。

⑧ 复州：地名。北周初置。以复池湖为名，治所在建兴（隋改沔阳，今属湖北）。唐辖境相当今湖北沔阳、天门、监利等县地。宝应后移至晋陵（五代晋改景陵，今天门），五代后辖区缩小。

⑨ 差：好，病愈。

⑩ 经宿：经过，经历一夜。

⑪ 苏：苏醒。

⑫ 至：到。

⑬ 左髆：左肩胛，左肩膀。髆，bó，同"膊"，肩胛，肩膀。《颜氏家训·慕贤》："古人云，千载一圣，犹旦暮也；五百年一贤，犹比髆也。言圣贤之难得，疏阔若此。"

⑭ 针：名词作动词，针刺，扎针。

⑮ 景祐元年：宋仁宗年号（1034—1038）。

⑯ 仁皇：指仁宗皇帝。

⑰ 屡更：屡次，多次更换。

⑱ 翰林医：医官名。古代有翰林院之官署，是"储才"之地，内设有各种科目和官员，其中有医学的科目和医官。

希者善针①，遂②召之使针③，三进针而愈，擢④希尚药奉御，赐予甚厚。希谢恩舞蹈⑤讫⑥，又西向而拜。上遣⑦人问之，对："谢其师扁鹊⑧。"乃诏⑨修扁鹊庙⑩。是时，山东⑪颜太初作诗美⑫其不忘本。

《左传·成公十年传》

晋候⑬梦大厉⑭，被⑮发及地，搏⑯膺⑰而踊⑱曰："杀余孙，不义。余得请于帝矣！"坏⑲大门及寝门⑳而入。公惧，入于室。又坏户㉑。公

①　善针：善好，擅长针刺方法。
②　遂：于是。
③　针：扎针。
④　擢：zhuó，提拔，选拔。
⑤　舞蹈：古代臣子朝见皇帝时的一种仪节。《宋史·司马光传》："元祐元年复得疾，诏朝会再拜勿舞蹈。"
⑥　讫：qì，终了，完毕。
⑦　遣：派遣，差遣，使令。
⑧　扁鹊：一般"扁鹊"是指传说中的上古黄帝时代的名医。《史记·扁鹊传》中的扁鹊是秦越人以擅长针刺。这里所说的扁鹊是以此称其师，古时人们往往因医术高明的医生而称之扁鹊。
⑨　诏：是皇帝所下的命令或文告。
⑩　庙：庙宇，宗庙。封建时代供奉祭祀所谓有才德的人的处所。《三国志·蜀书·诸葛亮传》："诏为亮立庙于沔。"
⑪　山东：古地名。战国秦汉时，通称崤山或华山以东为山东，与当时所谓关东含义同。
⑫　美：形容词作动词，赞美。
⑬　晋候：即晋景公，名孺，公元前599—前581年在位的国君。
⑭　大厉：大鬼。厉，旧称恶鬼，此指赵氏的先祖。
⑮　被：音义同"披"。《论语·宪问》："被发左衽。"
⑯　搏：拍打，击打，捶打。
⑰　膺：胸，如"义愤填膺"。
⑱　踊：跳跃。
⑲　坏：使动用法，使……坏。
⑳　寝门：寝室大门。
㉑　户：古时单扉称"户"，双扉称"门"。（扉：门扇，此指内室门。）

古代医事编注

觉①，召桑田巫②。巫言如梦。公曰："何如③?"曰："不食新矣④。"公疾病，求医于⑤秦。秦伯⑥使医缓⑦为之⑧。未至，公梦疾为二竖子⑨，曰："彼良医也。惧伤我，焉⑩逃之?"其一曰："居肓之上，膏之下⑪，若我何⑫?"医至，曰："疾不可为⑬也。在肓之上，膏之下，攻⑭之不可，达⑮之不及，药不至焉⑯，不可为⑰也。"公曰："良医也。"厚为之礼而归之⑱。

六月⑲丙午⑳，晋候欲麦㉑，使㉒甸人㉓献麦，馈人㉔为之。召桑田

---

① 觉：睡醒。《庄子·齐物论》："觉而后知其梦也。"
② 桑田巫：古地名。春秋虢（guó）地。在今河南省灵宝县北。《左传·僖公二年》："虢公败戎于桑田。"巫：巫者，以装神弄鬼替人祈祷为职业的人。《韩非子·显学》："此人所以简巫祝也。"（简：轻视。）
③ 何如：怎么样?
④ 不食新矣：不能吃上新麦子，意为其寿命不长了。食，名词作动词，吃。新，形容词作名词，新麦子。
⑤ 于：介词，向。
⑥ 秦伯：指秦桓公，公元前603—前577年在位。
⑦ 医缓：缓，人名，秦国良医。
⑧ 为之：治疗他。
⑨ 二竖子：两个儿童，又简称"二竖"，后人用以称疾病。
⑩ 焉：兼词，"于何"，在哪里。
⑪ 居肓之上，膏之下：肓，古代医学把心藏和膈膜之间的地方称"肓"，古又写作"荒"。膏，古代医学把心间脂肪叫"膏"。膏肓，是指心下膈上，部位深隐，药力难达，喻病情深重。成语"病入膏肓"出此。
⑫ 若我何：拿我怎么样，怎么办? 若何，固定语，拿（对）……办?
⑬ 不可为：达不到。
⑭ 攻：攻治。
⑮ 达：透达，穿透。
⑯ 至焉：至于此。
⑰ 为：治疗。
⑱ 厚为之礼而归之：为他置办厚礼，然后使他回国（秦国）。归，使动用法。
⑲ 六月：指周历的六月，夏历为四月，新麦收获的季节。
⑳ 丙午：干支纪日，即初七。
㉑ 欲麦：想要吃新麦子。麦，名词作动词，吃麦子。
㉒ 使：指使。
㉓ 甸人：主管公田的官员。甸，古时郭（外城）外曰郊，郊外曰甸。古有"邦甸之赋"。
㉔ 馈人：主治公膳的人。即王之庖厨。进食于尊曰馈。《周礼·天官·膳夫》："掌王之馈。"

巫，示而杀之。将食，张①如厕②，陷而卒③。小臣有晨梦负公以登天④，及⑤日中，负晋候出诸⑥厕。遂⑦以之为殉⑧。

《夷坚丙志·韩太尉》

韩公裔太尉⑨，绍兴⑩中以观察使⑪奉朝请，暴⑫得疾。太上皇帝念藩邸旧人⑬，遣御医⑭王继先诊之，曰："疾不可为也。"时气息⑮已绝⑯，举家发声哭。继先回奏，命以银、绢各三百赐其家。临就木⑰，

---

① 张：同"胀"，腹部胀满。
② 如厕：到厕所去。如，动词，到……去。
③ 陷而卒：腹泄气脱而死。卒，亡，死。
④ 小臣有晨梦负公以登天：小臣指国君的内侍，掌管国君私事的臣子。负，背负。以，"而"。
⑤ 及：到……时候。
⑥ 诸：兼词，之于。
⑦ 遂：副词，结果。
⑧ 殉：殉葬，陪葬。
⑨ 太尉：官名。秦始置，汉代沿置。为辅佐皇帝实行统治的最高武官，职掌全国军事，为全国军队首领，与丞相、御史大夫并称三公。汉武帝时改称大司马。东汉光武帝复称太尉，与司徒、司空，并称三公。历代多沿置，但一般为加官，无实权。至宋徽宗时，定为武官官阶的最高一级。一般常用作武官的尊称，而不问其官职的大小。元代以后废除。
⑩ 绍兴：年号。宋高宗年号（1131—1162）。
⑪ 观察使：官名。唐于诸道置观察使，乾元元年（758）改为采访处置使，简称采访使，又改为观察处使，简称观察使。掌考察州县政绩，后兼理民政，辖一道或数州，凡不设节度使（官名）之处，即以观察使为一道的行政长官。唐中叶以后，多以节度使兼领其职，为虚衔，无定员，至宋代仅成为武官迁转的职衔。元代废，民国初改各道为观察使，旋改为道尹。
⑫ 暴：突然，急骤。
⑬ 藩邸旧人：藩指封建王朝分给诸候王的封国，封地。邸，古时朝见皇帝的官员在京城的住所。旧人，曾在诸候王或官员的封地、住所居住过的人。
⑭ 御医：皇帝内廷供奉的医生。《清会典事例·太医院·设官》："国初，设院使一员，左院判一员，右院判一员，御医十员，吏目三十员。"
⑮ 气息：即呼吸之气。息，一呼一吸谓之息。
⑯ 已绝：指呼吸已经断绝。
⑰ 就木：将尸装进棺材里。

38

适①草泽医②过③门，呼曰："有偏僻病④者道⑤来。"韩氏诸子⑥试延入⑦，医视色切脉，针其四体⑧，至⑨再三，鼻息拂拂⑩，微能呻吟，遂命进药，迨⑪晚顿苏。明日⑫，具奏⑬归⑭所赙⑮，复⑯赐⑰为药饵费⑱。宗室⑲中善谑⑳者互相㉑戏曰："吾家贫如评㉒，若如㉓韩太尉死得一番，亦大妙。"后韩至节度使㉔，又三十年乃卒㉕。

①　适：副词，恰好，恰逢。
②　草泽医：民间的草药医生。
③　过：经过。
④　偏僻病：即偕偏远、不常见的疾病。
⑤　道：说。
⑥　诸子：众多弟子、儿子。
⑦　试延入：试，指尝试，试验。延入，引进，迎接。
⑧　四体：指人的四肢，上下手足四体肢。
⑨　至：到。
⑩　鼻息拂拂：鼻道呼吸如风吹动。拂拂，a. 风吹动貌。李贺《河南府试十二月乐词》："晓风何拂拂。"b. 通"苇"，盛貌。《大戴礼记·夏小正》："或曰，言桐芭始生貌，拂拂然也。"
⑪　迨：到，及，等到。
⑫　明日：第二天。
⑬　具奏：全部奏章，奏呈。
⑭　归：还。
⑮　所赙：所送办理丧事的财物。赙，fù，送财物助人办丧事。
⑯　复：再。
⑰　赐：予，上对下的赐予。
⑱　药饵费：药物的费用。
⑲　宗室：同一祖宗的贵族，指国君或皇帝的宗族。
⑳　善谑：擅长开玩笑。
㉑　互相：即互相间。
㉒　评：评论，评价。
㉓　如：像，如同。
㉔　节度使：官名。唐初沿北周及隋旧制……至北宋初，中央收回兵权，节度使始专作将相及宗室勋戚的荣衔，并不赴任，或赴任而无实权。
㉕　卒：卒亡，死了。

《夷坚甲志·庞安常针》

朱新仲①祖居桐城②时，亲识间一妇人妊娠将产，七日而子不下，药饵③符水④，无所不用，待死而已。名医李几道⑤，偶⑥在朱公舍⑦，朱邀视之。李曰："此百药无所施⑧，惟⑨有针法耳，然吾艺未至此⑩，不敢措手⑪也。"遂还⑫，而几道之师庞安常⑬适⑭过门，遂同谒⑮朱。朱告之故⑯，曰："其家不敢屈⑰先生。然人命至重，能不惜一行救之否？"安常许诺⑱，相与⑲同往。才见孕者⑳，即连呼曰："不死。"令家人以汤㉑温其腰腹间。安常以手上下抪摩㉒之。孕者觉肠胃微痛，呻吟间生一男子，母子皆无恙㉓。其家惊喜拜谢，敬之如神，而不知其所以然㉔。

---

① 朱新仲：人名，即朱翌，字新仲，自号灊山居士，政和中登进士，南渡后为中书舍人，因不附秦桧而遭贬。著有《灊山集》等。

② 桐城：地名，即今安徽省桐城县。

③ 药饵：即药物。

④ 符水：即巫者以驱鬼拜神等迷信活动来治疗所谓疾病的药水。多是假冒。

⑤ 李几道：名医。名李百全，字几道，宋名医，庞安常弟子。舒州桐城人（今安徽省桐城县），以善用针刺治病和重视起居将养，培补正气、保人健康。

⑥ 偶：偶然。

⑦ 舍：住所。

⑧ 百药无所施：多种药物没有办法施用。

⑨ 惟：只。

⑩ 未至此：没有到这一步。

⑪ 措手：施行手术。

⑫ 遂还：于是回家。

⑬ 庞安常：宋代名医，今湖北浠水县人。医术高明，擅长各科临床治疗，且多神验，一生以治《伤寒》为要，著有多种医学著作，传世的有《伤寒总病论》一书。

⑭ 适：副词，恰好，适逢。

⑮ 谒：拜谒，进见。

⑯ 故：缘故。

⑰ 屈：使动词，使委屈。

⑱ 许诺：允许答应。

⑲ 相与：互相一起。

⑳ 孕者：怀孕的人，即孕妇。

㉑ 汤：汤药。

㉒ 抪摩：抚摸、按摩。

㉓ 无恙：平安无事。恙，病。

㉔ 所以然：所以这样的原因。

安常曰："儿已出胞①，而一手误执母肠畏，不复②能脱，故虽设药而无益。适③吾隔腹扪④儿手所在⑤针其虎口⑥，儿既痛，即缩手，所以遽生⑦，无他术也。"今取儿视之，右手虎口针痕⑧存焉。甚妙至此。（原注："新仲说"⑨。）

《夷坚志再补·治目疾方》

江陵⑩傅氏，家贫，鬻纸为业⑪，性喜云水，见必邀迎，小阁塑吕仙翁像，奉事⑫甚谨，虽妻子不许辄至⑬。一日，有客方巾布袍⑭，入共语曰：适⑮有百金，邀傅饮，傅目昏多泪，客教用生、熟地黄⑯切焙⑰，椒去目及闭口者，微炒，三物等分为末，蜜丸桐子大五十丸，盐米饮，空心下。傅如方治药，不一月，目明，夜能视物，年八九十，耳目聪明，精力如壮。

---

① 胞：胞衣，裹于婴儿外的东西。
② 复：再。
③ 适：刚刚，恰好。
④ 扪：mén，摸。
⑤ 所在：所在的地方。
⑥ 虎口：拇指和食指之间连接的部分。
⑦ 遽生：急速、很快地生产。
⑧ 针痕：针刺痕迹。
⑨ "新仲说"：这是朱新仲讲述他祖父的亲身事件。作者自注此资料源于此。
⑩ 江陵：地名。a. 府，路名。唐上元元年（760）升荆州为江陵府，治所在江陵（今县）。辖境相当今湖北枝江市以东，潜江市以西，荆门，当阳以南地区。元至元中改为路。天历二年（1329）改名中兴路。唐亦曾建为南都，五代时南平国都于此。宋为荆湖北路治所；b. 县名。在湖北省中部偏南、长江沿岸。秦置县。
⑪ 鬻纸为业：卖纸作为职业。鬻，卖。
⑫ 奉事：即事奉，帮助。
⑬ 辄至：常常到。
⑭ 有客方巾布袍：定语后置，应为"有方巾布袍之客人"。
⑮ 适：恰好，刚好。
⑯ 生、熟地黄：中药名。
⑰ 焙：用微火烘烤，如焙菜。《寄怀南阳润师》诗："醉来浑忘移花处，病起空闻焙药香。"

《夷坚志再补·许道人治伤寒》

刘锡镇①襄阳②日，宠妾病伤寒③暴亡④。众医云："脉绝⑤不可治。"或⑥言市上卖药许道人有奇术，可用。召之。曰："是寒厥⑦而，不死也。"乃请健卒⑧三十人，作速掘坑，炽⑨炭百斤，杂薪⑩烧之，俟⑪极热，施荐覆⑫杭，舁⑬病人卧其上，盖以毡⑭褥。少顷⑮，气腾上如蒸炊，遍体流汗，衣被湿透，已而⑯顿苏如⑰，取药数种调治，即日愈。

---

① 镇：镇守。

② 襄阳：地名，郡名，东汉建安十三年（208）分南郡、南阳两郡置。治所在襄阳（今襄阳市）。辖境相当今湖北襄阳、南漳、宜城、当阳、远安等县地，其后缩小。

③ 伤寒：中医学病名。有广义、狭义之分。广义的泛指一切热性病。狭义指风寒之邪侵袭体表的疾病，症见头痛项强，发热恶寒，骨节疼烦等。

④ 暴亡：突然死亡。

⑤ 脉绝：脉搏断绝。

⑥ 或：代词，有的人。

⑦ 寒厥：中医病证名。因阴气虚微而引起的厥证。《素问·厥论》："阳气衰于下，则为寒厥……"表现为四肢厥冷、腹部清冷、寒泻等症状，因内藏虚寒或寒凝血脉等因素所致。

⑧ 健卒：健强的士卒。

⑨ 炽：烧，火旺。

⑩ 薪：柴火。

⑪ 俟：等到。

⑫ 覆：覆盖。

⑬ 舁：抬。

⑭ 毡：羊毛或其他动物毛发经湿热挤压等工艺，使毡缩而成的块片材料。

⑮ 少顷：不一会，不多时。《吕氏春秋·重言》："少顷，东郭牙至。"陆佃《适南亭记》："俯仰之间，海气浮楼台，野气堕宫阙、云霞无定，其彩五色，少顷百变，殆词人画史不能写也。"

⑯ 已而：旋即，不久。《史记·夏本纪》："乃召汤而囚之夏台，已而释之。"黄宗羲《海盐鹰窠顶观日月并升记》："已而白痕一抹出于红内。"

⑰ 顿苏：如顿时苏醒的样子。如，形容词词尾，表示"……的样子"。

《夷坚志再补·朱肱治伤寒》

朱肱，吴兴[1]人，尤深于伤寒。在南阳[2]，太守[3]盛次仲疾作，召肱视之，曰："小柴胡汤[4]证也，请并进三服"，至晚，觉胸满，又视之，

问所服药安在[5]，取视，乃小柴胡散也。肱曰："古人制㕮咀[6]，剉如麻豆大，煮清汁饮之，名曰汤，所以入经络[7]，攻病取快。今乃为散，滞在膈上[8]，所以胸满而病自如也。"因旋制自煮以进，两服遂安。

《夷坚志补·食挂》

朱师古时敏，眉州[9]人。年二十岁时得疾，浸[10]不能食，闻荤膻[11]之

---

① 吴兴：地名。

② 南阳：地名。

③ 太守：官名。秦代设郡守，主管一郡政务。汉代景帝时更名为太守，为一郡之最高行政长官。隋代初期，废州存郡，以刺史为郡的长官。宋代以后，改郡为府为州，郡守已经不是正式官名，但习惯上仍称知府知州为太守。明、清两代，专指知府。南朝宋代范晔曾经任宣城太守。陶渊明《桃花源记》："及郡下，诣太守，说如此。"《孔雀东南飞》："直说太守家，有此令郎君。"《资治通鉴·汉纪》："与苍梧太守吴巨有旧，欲往投之。"

④ 小柴胡汤：方剂名。见《伤寒论》，由柴胡、黄芩、半夏、人参、甘草、生姜、大枣七味药组成。具有和解少阳，扶正祛邪作用，用于伤寒少阳证，如表现为寒热往来、胸胁苦满、不欲饮食、心烦呕恶、口苦咽干、目眩等症。

⑤ 安在：在哪儿。

⑥ 咀：a. 咀嚼。《抱杆子·登涉》："㕮咀赤苋汁饮之。"b. 中医药学名词。《灵枢·寿夭刚柔》有"㕮咀"的记载。在无铁器时代，以口将药物咬碎，如豆粒大，以便煎服，是最原始的药物加工方法，后来改为将中药切片，捣碎或锉末应用，但仍有沿用"㕮咀"名称的。

⑦ 经络：中医药学名词，指经脉和络脉。经脉如径路，为纵行的干路；络脉如网络，为横行的分支。经络是人体运行气血的通路，内属脏腑，外络肢节，联系全身，循行于人体表里上下内外，构成有机的整体。

⑧ 膈上：膈即横膈膜，人体的组织结构。位于人体胸腹间，膈上，是心肺所居之处。

⑨ 眉州：州名。西魏废帝三年（554）改清州置。治所在齐通（隋改通义，宋改眉山，即今县）。唐辖境相当今四川眉山、彭山、洪雅、青神等县地。宋以后缩小。元废眉山县入州。

⑩ 浸：渐渐。

⑪ 膻：羊膻气。

气辄①呕，唯用一铛②，旋③煎汤沃④淡饭数七，每用铛，又须先涤⑤十余过，不然，则觉腥秽不可近。食已，鼻中必滴血一点，恹恹⑥瘦削，

医莫能愈，乃趋⑦郡谒⑧史载之。吏曰"俗辈不读医经，而妄欲疗人病，可叹也。"君之疾，只在《素问⑨》正经中，其名曰"食挂⑩"。凡人之肺六叶，当舒张如盖，下覆于脾，则子母气和，饮食甘美。一或有戾⑪，则肺不能舒，脾为之敝⑫故令不嗜食。是以《素问》云："肺叶焦热，名曰食挂"，言食不下脾，瘀而成疾耳。"遂授一方，使买药为剂。服之三日，闻人食肉，已觉香美，试取啖⑬之，无所苦，自此益⑭嗜食，宿恙⑮顿除。史君名堪⑯，最善医，登进士第⑰，为郡守⑱。

---

① 辄：常常，就。
② 铛：a. 温酒器；b. 一种铁锅。
③ 旋：a. 旋转，转动；b. 随即。
④ 沃：a. 灌溉，浇水，灌淹；b. 肥沃。
⑤ 涤：洗涤。
⑥ 恹恹：微弱，精神不振的样子。《汉书·李寻传》："列星皆失色，厌厌如灭。"《世说新语·品藻》："曹蜍、李志虽见在，厌厌如九泉下人。"
⑦ 趋：a. 赶快，快走；b. 趋向，奔向；c. 小步快走。
⑧ 谒：拜谒，拜访，表恭敬。
⑨ 素问：医书名。为古医经书《黄帝内经》中的一部分，是阐述中医学理论的经典著作。
⑩ 食挂：中医学病名。"肺热叶焦，名曰食挂"。"言食不下脾，瘀而成疾耳"。
⑪ 戾：lì，错，违背，违反。
⑫ 敝：坏，疲惫，衰败。
⑬ 啖：dàn，吃。
⑭ 益：更加。
⑮ 宿恙：隔夜，隔时，过时的疾患。
⑯ 名堪：名声更显。
⑰ 进士第：意即贡举的人才。始见于《礼记·王制》。唐代科目中以进士科为最重要。历代相沿，以进士为入仕资格的首选。明清均以举人经会试考中者为贡士，由贡士经殿试赐出身者为进士。第，科举考试的等级。
⑱ 郡守：官名。春秋战国时，初为武职，防守边郡。秦统一六国后，以郡为最高的地方行政区划，每郡置守，掌治其郡，郡守为一郡的长官。汉景帝时，改称太守。《史记·陈涉世家》："攻陈，陈守令皆不在。"秦代陈县属于砀郡，是郡守、县令的所在地，所以有守有令。《梦溪笔谈·卷二十四·杂志·雁荡山》："谢灵运为永嘉守。"南朝谢灵运曾任永嘉郡守。

《夷坚三志己·杨立之喉痛》

　　杨立之，自广府通判①归楚州②，喉间生痈③，既肿溃而脓血流注，晓夕④不止，寝食俱废，医者为之束手。适⑤杨吉老来赴郡守招⑥，立之两子走往邀之。至⑦，熟视⑧良久，曰："不须看脉，已得之（知）矣。此疾甚异，须先啗⑨生姜片⑩一斤，乃可投药。否则无法治也。"语毕即去。子有难色曰："喉中溃脓痛楚，岂宜食姜？"立之曰："吉老医术通神，其言必不妄。试以一二片啗我，如不能进，则屏⑪去无害。"遂食之。初时殊⑫为甘香，稍复加益。至半斤许⑬，痛处已宽；满一斤，始觉味辛辣。脓血朝尽，粥饵⑭入口无滞碍。明日，招吉老谢而问之。对曰："君

第四章　术求精良

---

　　① 通判：官名。宋代初期开始在各州、府设置，意思是共同处理政务。地位略次于州、府长官，但是掌握连署时，府公事和监察官吏的实权等称"监州"。

　　② 楚州：州名。

　　③ 痈：一种疮毒，肿疡，表现为红肿高起，焮热疼痛。为气血受邪毒所困而壅塞不通。

　　④ 晓夕：即早晚。

　　⑤ 适：恰逢，适恰。

　　⑥ 招：qiáo，桥，举。

　　⑦ 至：到。

　　⑧ 熟视：注目细看。《国策·齐策》"明日，徐公来，孰视之，自以为不如。"孰，通"熟"。《新唐书·元万顷传》："（胡楚宾）性重慎，未尝语禁中事；人及其醉问之，亦熟视不答。"

　　⑨ 啗：（啗、啖、噉），dàn，吃，给……吃。

　　⑩ 生姜片：中药名，本微温之品，具有发汗解表、温中止呕、温肺止咳的作用，用于外感头痛、胃寒呕吐、风寒袭肺之咳嗽等证。

　　⑪ 屏：除去，排除。

　　⑫ 殊：a. 特别；b. 副词，非常。

　　⑬ 许：约数，左右。

　　⑭ 饵：泛指食物，糕饼。

官①南方，必多食鹧鸪②，此禽好啗半夏③，久而毒发，故以姜制④之。今病源⑤已清，无用服他药也。"予⑥记唐小说载崔魏公暴亡，医梁新诊之曰："中食毒"。仆曰："常好食竹鸡⑦"，梁曰："竹鸡多食半夏苗，盖其毒也。"命挼⑧生姜汁折⑨齿而灌之，遂复活。甚与此相类。

《九灵山房集·抱一翁传》元·戴良

越幕官费姓者，有子病甚，众医皆以为瘵⑩，尽愕⑪束手⑫。一日，费对客独泣，客以翁荐，翁诊之曰："此病暑邪⑬，非瘵也。"家问死期，翁曰："何⑭得死！何得死！"为作白虎汤⑮饮之，即瘥⑯。翁所以⑰和费子之病者，切其脉细数而切实。细数者暑也，暑⑱伤气，宜虚，今

---

① 官：名词作动词，做官。
② 鹧鸪：鸟纲，雉科。体长约30厘米，羽色大多黑白相杂，尤以背上和胸腹等部的白斑更为显著，足橙黄至红褐色。栖息于生有灌丛的山地。鸣时常立于山巅树上。分布于我国南部，肉肥味美。
③ 半夏：中药名，辛温之品，具有燥湿化痰，降逆止呕，消痛散结的功用，用于痰湿、气逆、恶心、呕吐、胸膈、痞满等证。
④ 制：制约，限制。
⑤ 源：疾病的根源。
⑥ 予：代词，我。
⑦ 竹鸡：鸟纲，雉科。体长约30厘米。上体大多呈黄橄榄褐色，各羽有赤褐色羽干斑，颈侧褐灰色，栖息山丘、丛林间。分布于我国长江以南各处山地。肉可供食用。
⑧ 挼：扭转
⑨ 折：折断。
⑩ 瘵：病。多指痨病，即结核病。证见有骨蒸、盗汗、潮热，身体逐渐消瘦（痨瘵，即肺结核疾病）。
⑪ 尽愕：全部惊讶。
⑫ 束手：束手无策，没有办法。
⑬ 暑邪：即夏日暑热之邪气。此处费子之病乃为暑热之邪伤肺迫络，邪入气分。故临床证当有烦热口渴，咳嗽气喘，头目不清，咯血，衄血，脉细数而实，状似"痨病"而非是，治用白虎汤清泄暑热。
⑭ 何：为什么。
⑮ 白虎汤：中医方剂学名。见于《伤寒·阳明》是治疗阳明经证之方，阳以热甚而现口干舌燥、烦渴引饮、面赤恶热，大汗出，脉洪大有力，或滑数。
⑯ 瘥：病愈。
⑰ 所以：……的原因。
⑱ 暑：暑性炎热，易伤精耗气。

不虚而反实，乃热伤血，药为①之也。

《九灵山房集·抱一翁传》元·戴良

浙帅②胡公，病发热恶风而自汗，气奄奄③弗属诸医作伤寒④治，发表退热而益⑤增，翁⑥诊其脉，阴阳⑦俱沉细且微数，处以补中益气之齐⑧，医止之曰："表有邪，而以参、芪⑨补之耶？得补而益盛，必死此药矣。"翁曰："脉沉，里病也，微数者，五性之火内扇也。气不属者，中气虚也，是名内伤。《经⑩》曰："损者温之"。饮以前药⑪而即验。"

《九灵山房集·抱一翁传》元·戴良

鄞⑫董允谦妻，患衄⑬三年许⑭，医以血得热则淖⑮溢⑯，服泻心⑰凉

---

① 为：治疗。

② 浙帅：浙江省之主导人。浙：浙江省。帅：军队中的主将，如元帅、统帅。《左传·宣公十二年》："命为军帅。"引申为主导的人。

③ 奄奄：气息微弱的样子。李密《陈情表》："日薄西山，气息奄奄。"

④ 伤寒：中医学病名，有广义、狭义之分。广义的泛指一切热性疾病，如《素问·热论》："今夫热者，皆伤寒之类也。"《难经·五十八难》："伤寒有五，有中风、有伤寒、有湿温、有热病、有温病。"狭义的仅指风寒之邪侵袭人体体表而成的病症：头痛项强、发热恶寒、无汗脉紧、骨节疼痛等。

⑤ 益：指病情更加重。

⑥ 翁：老翁，老头。

⑦ 阴阳：指脉象。

⑧ 补中益气之齐：补中益气的方剂。补中益气，中医治疗方法，即补益中焦脾胃之气。齐，即剂。

⑨ 芪：中药名称，人参、黄芪均为补益之药，甘温。

⑩ 经：指《黄帝内经》。

⑪ 饮以前药：以前药饮之。

⑫ 鄞：yín，地名。春秋时属越，即今浙江宁波市。《国语·越语上》："句践之地，东至于鄞。"（鄞县：在浙江省东部沿海、甬江上源奉化江流贯。秦置鄞县、五代吴越改置鄞县。）

⑬ 衄：鼻子流血。

⑭ 许：左右。

⑮ 淖，nào，泥，泥沼。《左传·成公十六年》："栾范以其族夹公行，陷于淖。"

⑯ 溢：更加。

⑰ 泻心：即泻心汤之类中药方剂，具有清心、泻火、凉血之功用。用于邪火内炽，迫血妄行之时血、衄血、溲赤等，药有大黄、芩连等。

血之齐①益困10，衄才数点，辄②昏。翁诊之六脉③微弱，寸④为甚，曰："肝藏血而心主之，今寸口脉微，知心虚也。心虚则不能司⑤其血，故逆而妄行，法当养心，仍补脾，实其子，子实则心不虚矣。"服琥珀⑥诸补心之齐⑦愈。

《九灵山房集·抱一翁传》

南台治书郭公，久患泄泻⑧恶寒，见风辄仆⑨，日卧密室⑩，以毡⑪蒙其首⑫，炽炭⑬助之，出语咿咿⑭如婴儿，诸医皆作沉寒痼冷⑮治，屡进丹、附⑯，不时验，翁诊其脉，告曰："此脾伏火邪，湿热下流，非

---

① 齐：通"剂"。

② 辄：副词，常常，就。

③ 六脉：指人体左右手之寸、关、尺六脉。

④ 寸：脉之寸部。

⑤ 司：主司，主管。

⑥ 琥珀：中药名称。甘平，入心经，具有镇惊安神的作用。与合欢花、夜交藤、酸枣仁、朱砂等配伍，可用以治疗睡眠不安、失眠等症。

⑦ 齐：通"剂"。

⑧ 泄泻：中医学病名。大便稀薄，时作时止，叫"泄"；大便有下，如水倾注，叫"泻"。临床上多合称为"泄泻"。其致病原因很多，有外感的，有内伤的。外感的如风寒、湿热、内伤肠胃；内伤的如饮食不节，损伤脾胃；肾阳虚衰等的均可导致此病的发生。临床分症型有寒泻、湿泻、热泻、食泻、虚泻，等等。

⑨ 辄仆：常常就仆倒在地上。

⑩ 密室：封闭的内室。

⑪ 毡："毡"的异体字，羊毛或其他动物毛发经湿、热、挤压等作用使毡缩而成的块片状材料，具有良好的回弹，吸震和保湿等性能。适于用作各种垫衬材料、磨料御寒用品、鞋帽料等。我国古代已有制毡技术。《周礼·天官·掌皮》："共其毳毛为毡，以待邦事。"

⑫ 首：头。

⑬ 炽炭：燃炽之炭火。

⑭ 咿咿："咿"的异体字，象声词。咿咿，象声词。刘禹锡《秋声赋》："树槭槭兮虫咿咿。"晁补之《豆叶黄》诗："豕啼豚咿咿。"《琵琶论·丹陛陈情》："三唱天鸡，咿咿喔喔。"

⑮ 沉寒痼冷：即寒邪深重，久伏于人体之寒性病症。沉，深之意。痼，久之意。寒邪之气深藏久伏于人体某一部位，或经络，或脏腑形成有局部的或全体的寒证经久不愈。如脐腹冷痛、呕时清涎、骨节拘急而痛、四肢不温等等。临床上一般多见于脾胃虚弱，内有寒饮，或寒湿久痹的患者。（痼，经久难愈的疾病。刘桢《赠五官中郎将》："余婴沉痼疾。"婴，缠绕。）

⑯ 屡进丹附：多次进药。丹、附，中药名。丹，丹皮、丹参之类。附，附子。

寒也，法当升阳散火，以逐其湿热。"乃煮其升麻①、柴胡、泽泻、羌活等齐，而继以神芎丸②。郭曰："予苦③久泄，今复④利之⑤，恐非治也。"翁曰："公⑥之六脉浮濡而弱且微数。濡者湿也，数者脾有伏火也，病由湿热，而且加之以热齐，非苦寒逐之不可，法曰⑦："通因通用⑧，"吾有所试矣。顷之⑨，利如木屑者三四出，即蒙首之毵去，次去炽炭，病旋已⑩。

《九灵山房集·抱一翁传》

钟女病腹胀如鼓，四体⑪骨立，众医或⑫以为娠为蛊为瘵⑬也，翁诊其脉，告曰："此气薄⑭血室⑮。"钟曰："服芎⑯、归辈积岁月⑰，非血药乎？"翁曰："失于顺气也。夫气，道也；血，水也。气有一息之不

---

① 升麻、柴胡、泽泻、羌活：中药名。
② 神芎丸：方剂名。
③ 苦：苦于。
④ 复：再。
⑤ 利之：使之通利，用通利泻下的药物，使病邪从二便排出。
⑥ 公：尊称，"您"，古代称男子为"公"。
⑦ 法曰：法定的标准，原则。
⑧ 通因通用：见于《素问·至真要大论》。为疾病的反治法之一。指用通利药治通利病证的方法。例如饮食积滞在内，胸脘痞闷、腹中胀痛、不思饮食、大便泄泻，须攻逐积滞，可用枳实导滞丸（枳实、大黄、芩连、神曲、白术、茯苓、泽泻）治疗。
⑨ 顷之：不久，一会儿。《三国志·蜀书·诸葛亮传》："顷之又领益州牧。"
⑩ 旋已：旋，随即，不久。已，完了，好了。
⑪ 四体：上下四肢。
⑫ 或：不定代词，有的。
⑬ 瘵：痨瘵，俗称结核病。
⑭ 薄：通"迫"，逼迫。
⑮ 血室：中医学名词。其意有三：a. 指子宫；b. 指肝藏；c. 指冲脉。（附"热入血室"，语出《伤寒论·辨太阳病脉证并治法》。指妇女在月经期间感受外邪、邪热与血互相搏结所出现的病证。临床表现为下腹部或胸胁下硬满、寒热往来无定时、谵语、神志异常。前人对血室有三种解释：一指冲脉。认为冲脉是十二经脉之海，妇女太冲脉盛即有月经来潮。二指肝藏。认为肝至血海、主藏血，病变又涉及胁下、少腹。三指子宫。认为发病与月经关系密切，又有下腹病变。）从《伤寒论》原文联系临床实际来理解，血室似指子宫。
⑯ 芎：中药名称，川芎、当归。
⑰ 积岁月：经年累月。

运，则血有一息之不行，《经①》曰'气血同出而异名②'，故治血必先顺其气，俾③经隧④得通而后血可行。"乃以苏合丸⑤投之，三日而腰作痛，翁曰："血欲行矣。"急治芒硝、大黄⑥峻逐之，下瘀血累累⑦如瓜者可⑧十数枚，应手⑨愈。翁所以⑩知钟女之病者，以六脉弦滑而且数⑪，弦者气结，滑者血聚，实邪也，故气行而大下之。

《九灵山房集·抱一翁传》

费病胸膈壅满，甚笃⑫，昏不知人，医者人人异见⑬，翁以杏仁、薏苡⑭之齐，灌之立苏⑮，继以升麻、黄芪、桔梗⑯消其脓，服之踰月

---

① 经：医经，如《黄帝内经》。

② 气血同出而异名：血、气均为人体的营养物质，同为中焦水谷所化，饮食物进入人体后，经过脾、胃、肺等藏器的共同作用而成的，其中精微部分上输到心藏，通过化赤作用而入道，具有营养作用的称为血，剽悍部分出于上焦行于人体各部，内入藏府，外入肌表腠理，具有温养温润作用的称为气。（气血之间的关系：气为血帅，气为阳，是为动力，血为阴，是为物质基础，血液的运行依赖于气的推动作用，气顺则具动力，气行则血行，气滞则血滞。故临床上凡见血液瘀滞的多配以治疗气。）

③ 俾：使。

④ 经隧：是人体气血运行的通道。

⑤ 苏合丸：方剂名。

⑥ 芒硝、大黄：中药名，均为清泄实热的药物。

⑦ 累累：多貌，重叠貌，联贯成串貌。《礼记·乐记》："累呼端如贯珠。"梅尧臣《范景仁席中赋葡萄》："朱盘何累累。"

⑧ 可：大约。

⑨ 应手：即随手，药到病除之意。

⑩ 所以：表原因，所以……的原因。

⑪ 脉弦滑而且数：六脉指左右手寸、关、尺三部，合起来为六脉（见前解释）。弦滑数，是不同的脉体形象。弦，脉来强弓弦。滑，脉往来如连珠。数，脉搏跳动快速。

⑫ 笃：dǔ，病，重。《三国志·蜀书·诸葛亮传》："孙权病笃。"

⑬ 异见：见之异，以之见异，见此很奇异。

⑭ 杏仁、薏苡：中药名。

⑮ 苏：苏醒。

⑯ 升麻、黄芪、桔梗：中药名。

瘳①。翁所以②知费之病者③，以④阳脉浮滑，阴脉不足也。浮为风，而滑为血聚，始由风伤肺，故结聚客⑤于肺，肺气治⑥则出入易，宛陈除，故行⑦其肺

气而病当自已⑧。

《九灵山房集·抱一翁传》

里⑨钟姓者一男子病胁痛，众医以为痈⑩也，投诸香姜桂⑪之属益甚，翁诊其脉告曰："此肾邪病，法当先温利而后竭⑫之"，投神保丸⑬下黑溲⑭痛止，即令更服神芎丸⑮。或⑯疑其太过，翁曰："向⑰用神保丸，以肾邪透膜，非全蝎⑱不能引导。然巴豆⑲性热，非得芒硝、大黄⑳

---

① 踰月瘳：踰是"逾"的异体字，越过，超过。瘳，病愈。《后汉书·华佗传》："病皆瘳。"

② 所以：表原因，所以……的原因。

③ 者：的。

④ 以：介词，因为。

⑤ 客：客居，停留。

⑥ 治：正常。

⑦ 行：使动用法，使……运行。

⑧ 已：好了。

⑨ 里：古时居民聚居的地方。《诗·郑风·将仲子》："将仲子兮，无逾我里。"毛传："逾，越；里，居也。二十五家为里。"《汉书·食货志上》："在野曰庐，在邑曰里。"按毛传乃举《周礼》为例，古代另有五十户，一百户等说。今称在城市者为"里弄"，在乡村者为"乡里"。也特指故乡，如返里。

⑩ 痈：中医病症。

⑪ 诸香姜桂：生姜、干姜、桂枝、桂圆之类。

⑫ 竭：a. 干涸。曹操《步出夏门行·河朔寒》："水竭不流，冰坚可蹈。"（蹈：踩）；b. 完，尽。《庄子·天下》："一尺之捶，日取其半，万世不竭。"（捶，同"棰"短木棍）。

⑬ 神保丸：方剂名。

⑭ 溲：小便。

⑮ 神芎丸：方剂名。

⑯ 或：有的。

⑰ 向：从前，往昔。《庄子·山木》："向也不怒，而今也怒。"

⑱ 全蝎：中药名。

⑲ 巴豆：中药名。

⑳ 芒硝、大黄：中药名。

荡涤之，后过热必再作。"乃大泄数出病已。翁所以^①知男子病者，以阳脉弦，阴脉微涩，弦者痛也，涩者肾邪有余也，肾邪上薄^②于胁不能下，且肾方恶燥，今以燥药发之，非得利不愈，《经》曰："痛虽利减"，殆^③谓此也。

《夷坚三志巳·疡医手法》

人病疽疡^④及伤折^⑤者，多畏医施用针灸^⑥之属。绍兴^⑦初，江东提刑^⑧左股发疡^⑨，日以肿焮^⑩，其高至尺许。每医敷药，亦不容辄^⑪近。一医言："此非破之不可。"容将闻之以告宪，宪令裸^⑫跣^⑬而入。但^⑭许以衷衣^⑮束于腰间，分其发为小髻，不裹巾。此人旁立拱手^⑯曰："肿

---

① 所以：表原因。
② 上薄：上迫。薄，通"迫"，逼迫。
③ 殆：大概。
④ 疽疡：痈疽，疮疡，外科疾病。
⑤ 伤折：指跌打损伤之类的创伤、枪伤。
⑥ 针灸：中医学名词。针，针刺。灸，艾灸，属于两种治疗方法。针刺，是以金属制的针具刺激人体上的体表部位，以治疗人体疾病。针有多种：如毫针、三棱针、皮内针、梅花针。艾灸，以艾叶或其他药物制成的艾炷，点燃，灸治人体上一定的体表部位而治疗疾病。
⑦ 绍兴：a. 宋高宗年号（1131—1162）；b. 西辽仁宗年号（1151—1163）。
⑧ 江东提刑：隋唐以前，是南北往来主要渡口的所在。习惯上称自此以下的长江南岸地区为江东。三国时江东是孙吴的根据地，所以当时对称孙吴统治下的全部地区为江东。提刑，官名。宋代淳化二年（991）开始设置，全称提点刑狱官，省称提刑，设于各路，主管所属各州的司法、刑狱和监察，兼管农桑。其官署称司，号为"宪司"。
⑨ 疡：痈肿。
⑩ 肿焮：红肿烧灼。焮，xīn，亦作"炘"。烧，灼。《左传·昭公十八年》："行火所焮。"杜预注："焮、灸也。"杜甫《火》诗："风吹巨焰作，河棹腾烟柱，势欲焚昆仑，光弥焮洲渚。"
⑪ 辄：立即，就。
⑫ 裸：裸露。
⑬ 跣：xiǎn，赤脚。
⑭ 但：只。
⑮ 衷衣：贴肉的内衣，引申为穿在里面。
⑯ 拱手：两手合抱，表恭敬。

已成熟，到晚必自溃，不暇①针砭②之力也。"宪喜，偶回顾侍妾，忽大声掣叫，则痈③已穿决，出脓血斗余，痛即止，能起立。盖医磨半破小钱，使极快，置之吞（此"吞"字误）下，伺隙④用之，故立见效。淳熙⑤末，赵从善为冶铸使者⑥，亦有此挠⑦，医黄裳⑧预藏小刀长二寸者于其席下。是日⑨晚，方⑩从客谈笑间，密取出，如前所云，遂去矣。两者皆得厚谢。

《夷坚三志辛·兴教寺僧》

临安⑪西湖⑫上兴⑬教寺⑭，一僧⑮年方⑯四十余岁，得头赖之疾⑰，扶之则仰，按之则俯，拥之左则左，移之右则右，若非⑱他人运转，辄⑲终日不动。股足亦无力，不能行，凡⑳困顿踰月㉑，易㉒二十医，皆

---

① 不暇：不得空闲。
② 针砭：针刺、砭石。砭石，是石器时代产生和应用的一种古老的医疗工具，用于切脓包和刺破皮下血管放血等用途。
③ 痈：痈脓。
④ 伺隙：伺机，侦候。隙，空闲，隙间。
⑤ 淳熙：宋孝宗年号（1174—1189）。
⑥ 冶铸使者：冶炼铸造（金属器）的人。
⑦ 挠：通"桡"，弯曲。
⑧ 医黄裳：即穿黄裳的医生。
⑨ 是日：这日。
⑩ 方：副词，正在。
⑪ 临安：府县名。
⑫ 西湖：地方湖名，位于浙江杭州处。
⑬ 兴：时兴，兴盛。
⑭ 教寺：宗教寺院。
⑮ 僧：僧侣，僧徒，即和尚，宗教中专职的男性宗教活动主持人。多终身不婚。
⑯ 方：正好。
⑰ 头赖之疾：发生在头皮上的癣赖，表现为头发脱落，无光泽、头发红，有脱屑或结痂。
⑱ 若非：假若不是。
⑲ 辄：常常，就。
⑳ 凡：总共。
㉑ 困顿踰月：困顿指疲惫，劳累。《后汉书·刘平传》："被十创，困顿不知所为。"踰月，超过一个月。
㉒ 易：更易，更换。

以为中风①天柱②软，而投药并不效。中官③王押班与之厚④，招京师⑤人刘中往视之。刘探⑥所用医⑦，其半技出已上，其半不如，虽议论不相同，而大较⑧不过求之风证，乃扣之曰："师须记得，缘何⑨得此疾？"

僧云："去岁⑩夏间，以⑪伤暑⑫吐泻，饵⑬来复丹两服而愈。思药力之效，遂⑭每日服百粒，防病再来，三百日不辍⑮，因此疾姑已⑯之。"刘曰："来复丹于劫病诚⑰有功，在法⑱只宜两服，盖⑲其品剂有焰硝，若积之于五藏，硝积发作，能令人骨软。师正坐此耳。"于是先为除去

① 中风：中医学病症名。a. 指突然昏倒，不省人事，口眼歪斜，言语困难，半身不遂；b. 指外感风邪的病证。《伤寒论》："太阳病，发热，汗出，恶风，脉缓者，名为中风。"

② 天柱：a. 古代神话中的支天之柱。《淮南子·天文训》："昔者共工与颛顼争为帝，怒而触不周之山，天柱折，地维绝。"b. 星官名。属紫微垣，共五星，在天龙座内。王勃《滕王阁序》："天柱高而北辰远。"c. 县名。在贵州省黔东南苗族侗族自治州东部、沅江上游清水江流域，邻接湖南省，明置县。

③ 中官：官名。中朝官：这里称"内朝官"。汉代朝官，从武帝后分中朝和外朝。中朝官由皇帝的近臣所组成，如侍中、常侍、给事中、尚书等，成为当时的决策机关，皇帝借此以牵制丞相权力。此后沿称不改。钟官：官名。西汉武帝时置，为水衡都尉的属官。职掌铸钱。

④ 厚：关系甚厚、好。

⑤ 京师：a. 首都的旧称。《公羊传·桓公九年》："京师者，天子之居也。京者何？大也。师者何，众也。"b. 明制。

⑥ 探：探问。

⑦ 医：医药，医疗，医生。

⑧ 大较：a. 大略，梗概。《史记·货殖列传》："此其大较也。"b. 大法，大体。《史记·律书》："世儒暗于大较，不权轻重。"

⑨ 缘何："何缘"，为什么缘故，原故。

⑩ 去岁：去年。

⑪ 以：介词，因为。

⑫ 伤暑：又称"感暑"，指夏季伤于暑邪，出现多汗身热、心烦口渴、气粗、四肢疲乏、小便赤涩等阳暑证候。（阳暑：指夏季在烈日下工作，长途奔走，感受炎热暴晒而发病的伤暑证。由于动而得之，故名"阳暑"，高热、心烦、口渴、大汗、苔黄。）

⑬ 饵：服饵，服食。

⑭ 遂：于是。

⑮ 不辍：不停止，不废止。

⑯ 姑已：姑且好了。

⑰ 诚：副词，确实，的确。

⑱ 法：方法。

⑲ 盖：连词，表原因。

硝之留积，别处调气丸，嘉禾散①、建中汤②诸药，缓而解之，不及一月，复故③。刘之侄昶说，而不肯言去硝名品。

《夷坚志庚·道人治消渴》

临川④人苦⑤消渴⑥，累岁⑦更十名医不效。尝⑧坐茶坊，见道人行气，漫⑨呼与茶，又具⑩饭。问其有何术，曰："无所能，只收得畿道药方耳。"主人喜，复问："有治消渴方乎？"曰："正有之。用苦楝根新白皮⑪一握，切焙⑫，入麝香⑬少许，以两盏水煎一半，空心饮之。虽困顿⑭一二日，然疾可愈。"乃延⑮留之，而如方服药。下虫三四条，状如蛔而真红色。以语道人，道人曰："尚有食虫三条，不必再服，恐取尽则困不可支。"自此渴顿止。卧而将理⑯，再宿脱然⑰。

① 嘉禾散：方剂名。
② 建中汤：方剂名。有大、小建中汤。
③ 复故：恢复如故。
④ 临川：地名。
⑤ 苦：苦于。
⑥ 消渴：中医学病名。因口渴、易饥、尿多、消瘦故名。按其症状不同，分上、中、下三消。
⑦ 累岁：长年累月之意，多少年了。
⑧ 尝：曾经。
⑨ 漫：随便。
⑩ 具：具办，备办。
⑪ 苦楝根新白皮：中医药学名称。苦寒之品，功能为杀虫、疗癣。用于各种肠道虫疾，头癣、疥疮外用。此处用其药治消渴。
⑫ 焙：用微火烘烤。
⑬ 麝香：中药名，辛温之品，有开窍醒神、活血散结、止痛、催产的作用。神昏痉厥，中风痰厥，疮疡肿毒，痹证跌损等证都可运用。
⑭ 困顿：疲乏，倦怠。
⑮ 延：延请。
⑯ 理：调理，调治。
⑰ 再宿脱然：再一个晚上疾病脱落而去。即病患已愈。

《夷坚志补·吴少师》

吴少师在关外，尝①得疾，数月间肌肉消瘦，饮食下咽少时，腹中如万虫攒②攻，且痒且痛，皆以为痨瘵③也。有张锐者，名医，时在成都④，吴遣驿⑤召之。既至切脉，戒云："明旦且忍饥，勿唉⑥一物，俟⑦锐来为之计。"旦而往，天方剧暑，白⑧请选一健卒趋往十里外行路中黄土取一盘来。令厨人旋治面，时将午，乃得食。才放箸⑨，取土者适至⑩，于是温酒二升，投土搅于内，出药百粒，进饮之。觉肠胃掣痛，几不可忍，丞登⑪溷⑫。锐先密使别坎⑬一穴，掖⑭吴登之，暴下如注⑮，秽恶斗许，有马蝗千余，宛转蟠结，其半已死矣。吴亦惫⑯甚，扶息⑰榻⑱上，移时进粥一器，三日平复。始忆去年正以夏夜出师，中途燥渴，命候兵持马盂取水，甫⑲入口，似有物，未及吐，已入喉矣。

---

① 尝：曾经。
② 攒：a. 聚在一起；b. "钻"，钻孔。
③ 痨瘵：中医学病名。即肺痨，具有传染性。古称"痨瘵"，指肺部虚损的慢性疾患。症见潮热、盗汗、骨蒸、咳嗽、咯血、食少形瘦。
④ 成都：地名。
⑤ 驿：古代供传递公文或传送消息用的马。
⑥ 唉：吃。
⑦ 俟：等待。
⑧ 白：告语，告白，禀白。
⑨ 箸：zhù，筷子。
⑩ 适至：恰好，刚刚到。
⑪ 丞登：a. 辅助；b. 秉承，秉受；c. "拯"救。
⑫ 溷：厕所。
⑬ 别坎：另外坑穴。
⑭ 掖：拽着别人的胳膊，扶持。
⑮ 暴下如注：指水粪杂下的泻泄。
⑯ 惫：疲惫、困乏。
⑰ 息：休息。
⑱ 榻：窄而低的床。
⑲ 甫：才，开始，刚好。

自此遂得疾。锐曰："虫入人肝脾，势须孳生，常日遇食时，则聚丹田①间，吮咂精血②，即散游四肢。苟③知杀之而不能扫尽，亦无益也，故先请枵腹④以诱之。此虫喜酒，又久不得土味，乘饥毕集⑤，故一药而空⑥之耳。"吴大喜，厚赐金帛而送之归。（张外舅说）

《夷坚甲志·潘璟医》

潘璟，字⑦温叟，名医也。虞部⑧员外郎⑨张咸妻孕五岁⑩，南陵尉⑪富昌龄妻孕二岁⑫，团练使⑬刘彝孙妾⑭孕十有⑮四月，皆未育。璟

---

① 丹田：a. 人体部位名。在脐下的叫下丹田；在心窝部的叫中丹田；在两眉间的叫上丹田。见《抱朴子·地真》；b. 道家指男子精室，女子子胞宫，内藏精气，《黄庭经》："丹田之中精气微，……玉房之中神门户。"梁丘子注："男以藏精，女以约血，故曰门户。"c. 针灸穴位名。腹部脐下的阴交、气海、石门、关元四个穴位都别名丹田。

② 精血：中医学名称，是指人体的生命物质。精，本源于先天父母，精产生血，有"精血同源"之说，又赖以后天饮食五味的不断补充。精血是藏府机能活动的物质基础，肾藏精、肝藏血、脾又生精血，临床上多治以肝、脾、肾藏。

③ 苟：假如，苟且。

④ 枵腹：即空腹。枵，xiāo，空心的大树，引申为空虚。成语有"枵腹从公。"

⑤ 毕集：全部集中、聚集。毕，全部，都。

⑥ 空：使之空消，即把虫扫杀光。

⑦ 字：表字，古时人有名，有字。

⑧ 虞部：掌管山泽的部门。虞，古官名。西周始置，金文或作"吴"，掌管山泽。春秋战国时或称虞人。

⑨ 员外郎：官名。原指投于正额的外之郎官。晋以后所称之员外郎指员外散骑侍郎（皇帝近侍官之一），隋开皇时，于尚书省各司置员外郎一人，为各司之次官。唐宋沿置，与郎中通称郎官，皆为中央官吏中的要职。

⑩ 五岁：五年。

⑪ 南陵尉：南陵，县名。在安徽省东南部，青弋江流域。汉宣城、春谷等县地，唐移置南陵县（故址在今繁昌县境、南朝梁置）。尉，官名。春秋时晋国上、中、下三军都设尉，主掌发众使民。战国时赵设有中尉，主"选练举贤，任官使能"。各国在将军下设有国尉、都尉，秦国曾以国尉为武官之长。秦代以后朝廷设有太尉，各郡有都尉，县有县尉。

⑫ 岁：年。

⑬ 团练使：官名。唐代中期以后，于不设节度使之地区置都团练使。团练使掌本区各州军事，常与观察使、防御使互兼，又曾与防御使互易称号。代宗时曾施行刺史兼均兼本州团练使的制度，不久即废。至宋代为武将兼衔，官阶高于刺史，低于防御使。

⑭ 妾：古代男子在妻子之外另娶的女人。

⑮ 有：又，即十四月。

视之曰："疾也，凡医妄以为有娠耳。"于是作大剂①饮之。虞部妻坠肉块百余，有眉目状。昌龄妻梦二竖子②色漆黑，仓卒怖悸，疾走而去。彝孙妾堕大蛇，犹蜿蜒③不死。三妇人皆平安。

贵江令④王霁，夜梦与妇人歌讴饮酒，昼不能食，如是三岁⑤。璟治之，疾益平⑥，则妇人色益沮⑦，饮酒易怠，歌讴不乐。久之，遂无所见。温叟⑧曰："病虽衰，然未也。如梦男子青巾而白衣则愈矣。"后果梦，即能食。

《夷坚甲志·蔡主簿寸白》

蔡定夫戡之子康积，苦寸白虫为孽⑨。医者使之碾槟榔⑩细末，取石榴根东引者煎汤调服之。先炙肥猪肉一大脔，置口内，嚜咀⑪其津，膏而勿食。云："此虫惟⑫月三日以前，其头向上，可用药攻打，余日

---

① 大剂：方剂学，药物多种，但方大剂量，作用力大的称之为大剂，反之为小剂。

② 二竖子：解释见前。《左传·成公十年》："公疾病，求医于秦，秦伯使医缓为之，未至。公梦疾为二竖子曰：'彼良医也，惧伤我，焉逃之？'其一曰：'居肓之上、膏之下，若我何？'"竖，小孩。后因以"二竖"称"病魔"。陈弘绪《与杨维节书》："而贱恙犹未见有霍然之势，甚矣二竖之顽也。"

③ 蜿蜒：a. 蛇类曲折爬行貌。皇甫松《大隐赋》："刚龙之蟠花云兮，天矫蜿蜒。"《聊斋志异·蛇人》："蜿蜒笥外"；b. 曲折延伸貌。徐彦伯《南郊赋》："瑞气蜿蜒于薮甸。"元好问《游龙山》："蜿蜒入微行，渐觉藤萝胃衣树打头。"

④ 令：官名。秦、汉两代县官辖区万户以上的叫令，万户以下的叫长。后来因此有县令、大令之称。《陈涉世家》："陈守令皆不在……"陈是郡守、县令的所在地，因此有守有令。《西门豹治邺》："魏文候时，西门豹为邺令。"

⑤ 岁：年。

⑥ 益平：更加平和，平定。

⑦ 益沮：更加毁坏，败坏。

⑧ 温叟：温和的老头。叟，古代对长老的称呼，亦即指老人。

⑨ 孽：niè，病，害。

⑩ 槟榔：中药名，辛、苦、温之品，具有杀虫、消积、行气利水之功用。用于肠道多种虫患。还可用于食积气滞、腹胀便秘、水肿、脚气、肿痛等证。

⑪ 嚜咀：吞咽。嚜，"咽"的异体字。品味，细嚼。

⑫ 惟：只。

则头向下，纵有药，皆无益。虫闻肉香，起咂①唼②之意，故空群③争赴之。觉胸间如万箭攻钻，是其候也，然后饮前药。"蔡悉④如其戒，不两刻，腹中鸣雷⑤，急奏⑥厕，虫下如倾。命仆以竿挑拨，皆联系成串，几长数丈，尚蠕蠕能动。举而抛于溪流，宿患⑦顿愈。此方亦载《杨氏集验⑧》中。蔡游临安⑨，为钱仲本说，欲广⑩其传以济⑪后人云。（此条见《支志戊卷第三》）

《夷坚甲志·邢氏补颐》

晏肃，字安恭，娶河南邢氏。居京师⑫，邢生疽⑬于颐⑭，久之，颐颔⑮连下腭及齿，脱落如截，自料即死，访诸⑯外医。医曰："此易⑰耳，与我钱百千，当可治。"问其方，曰："得一生人颐与此等者，合之则可。"晏氏惧，谢⑱去之。儿女婢仆辈相与⑲密货⑳医，使试其术。是

---

① 咂：吮吸。

② 唼：吃。

③ 空群：韩愈《送温处士赴河阳军序》"伯乐一过冀北之野，而马群遂空。"陆游《得陈阜卿先生手帖》诗："冀北当年浩莫分，斯人一顾每空群。"按用相马喻识人，意谓善识人的人能把有才能的人选拔一空。此处谓用药对路，药后则虫空，消失。

④ 悉：全部，都。

⑤ 腹中鸣雷：形容腹中之响犹如雷声之鸣。

⑥ 奏：通"走"。《诗·大雅绵》："予曰有奔奏。"

⑦ 宿患：旧有的病患。

⑧ 杨氏集验：古方书名称。

⑨ 临安：府，县名。

⑩ 广：扩大。

⑪ 济：救济。

⑫ 京师：古时首都。

⑬ 疽：痈疽。

⑭ 颐：面颊，腮。

⑮ 颔：下巴颏。

⑯ 诸：a. 兼词，"之于"；b. 各个，众多。

⑰ 易：容易。

⑱ 谢：辞谢。

⑲ 相与：a. 相交往；b. 共同。

⑳ 货：a. 财物；b. 钱、货币；c. 行贿；d. 出卖。

夜①以帛②包一物至③，视之，乃妇人颐一具。肉色阔狭长短，勘④之不少差，以药缀⑤而封之。但⑥令灌粥饮，半月发封⑦，疮已愈。后避乱寓⑧会稽⑨，唐信道与之姻家，尝往拜之。邢氏口角间有赤缕如线，隐隐连颐。凡⑩二十余年乃亡。

《夷坚支癸·杨道珍医》（一）

饶州⑪黥卒⑫杨道珍，本系建康兵籍⑬，以⑭罪配⑮隶⑯，因⑰徙⑱，且称道人。素善医，而尤工针灸。市民余百三，更数⑲十医弗⑳效，最

---

① 是夜：这一夜。是，代词。

② 帛：丝织品的总称。

③ 至：到。

④ 勘：a. 校订，核对；b. 调查，查问。

⑤ 药缀：药物点缀、捨缀。

⑥. 但：只。

⑦ 发封：打开、开掘封闭的……

⑧ 寓：寄居，居住。

⑨ 会稽：地名。旧县名。隋开皇九年（589）分山阴县置。治所在今浙江绍兴。其后历为会稽郡、越州、绍兴府治所。

⑩ 凡：总共。

⑪ 饶州：地名。州、路、府名。隋开皇九年（589）置州。治所在鄱阳（今江西波阳）。唐辖境相当今江西鄱江、信江两流域（婺源、玉山除外）。元至元中升为路，明初改鄱阳府，不久又改饶州府。

⑫ 黥卒：黥，qíng，a. 古代的一种刑法，用刀刺刻犯人的面额，再涂上墨，也叫"墨刑"；b. 在人身上雕字或花纹；c. 古时兵士脸上黥字刺黑作记号，以防逃亡。卒，兵卒，士卒。

⑬ 建康兵籍：建康，a. 古都之一，晋·建兴元年（313）因避愍司马邺讳，改建邺为建康，即今南京市；b. 府、路名。南宋建炎三年（1129）改江宁府置（治所在今南京市），元至元中升为路；c. 年号：汉顺帝年号（144）；d. 晋·司马保年号（319—320）。

⑭ 以：因为。

⑮ 配：发配。

⑯ 隶：我国古代对一种奴隶或差役的称谓。

⑰ 因：因此。

⑱ 徙：迁徙，搬迁。

⑲ 更数：不断地更换。

⑳ 弗：无，不。

后招杨视之。知其家启肆①贩缣帛②，近年以来，资力颇赡③，杨深有所邀需④。余妻上官氏，许以三十千，方为领略⑤。令病者卧于门扇上，按两肩井⑥间，齐⑦插两针，才一呼吸罢，衄立止，举体⑧顿轻。余氏不胜喜，如所约以⑨酬。又别⑩致谢。王温州季先，于丁巳⑪之春亦感比疾，绵延岁月，亲朋竞致⑫善方，莫能愈，或⑬导⑭杨往治，随针即差。

《夷坚支癸·杨道珍医》（二）

饶州黥卒杨道珍，本系建康兵籍，以罪配隶，因徙家定居，且称道人。素善医，而尤工针灸。……一官人宠姜，怀妊八阅⑮月，朝夕恹恹⑯，困卧乏力，饮食不下咽，自不能言其痛挠⑰处。杨为诊脉，而曰："此非好孕，正恐是鬼胎耳。"其家皆哗⑱怒不平，出语诃责。杨曰："何必尔，他日⑲当知之。吾今不敢用药，但且如常时服安胎药，壮脾

---

① 启肆：开启店铺。

② 缣帛：双丝的细绢、丝织品。

③ 颇赡：很富足、充足。

④ 邀需：求取，希望得到需要的东西。

⑤ 领略：欣赏，领会。

⑥ 肩井：针灸穴位名，属足少阳胆经，位于大椎穴与肩峰连线之中点处。主治肩背痛、高血压、乳腺炎等病症。针刺不宜过深。

⑦ 齐：一起，同时。

⑧ 举体：整个身体。

⑨ 以：而。

⑩ 别：另外。

⑪ 丁巳：为甲子纪年法。

⑫ 竞致：竞相致献。

⑬ 或：有的。

⑭ 导：引，引导。

⑮ 阅：a. 经历；b. 总聚。

⑯ 恹恹：精神不振的样子。《西厢记》第二本第一折："恹恹瘦损，早是伤神，那值残春。"

⑰ 挠：扰乱。

⑱ 哗：喧哗，声大而杂乱。

⑲ 他日：以后，过几天，将来。

圆散①可也。"自此稍能餐粥，后两月就蓐②。其腹自受孕即皤然③与常异，及是④乃产一物，小如拳，状类水蛭。始信为鬼胎不疑。

《夷坚志乙·张小娘子》

秀州⑤外科⑥张生⑦，本郡中虞候⑧。其妻遇神人，自称皮场大王，授以《痈疽异方⑨》一册，且诲以手法大概，遂用医著名⑩，俗呼为张小娘子。又转以教厥⑪夫。吴人韦县丞祖母，章子厚侍妾⑫也，年七十，疽发于背，邀治之。张先溃⑬其疮，而以盏贮所泄脓秽，澄淬视之，其凝处红如丹砂⑭，出谓丞曰⑮："此服丹药毒发所致，势难疗也。"丞怒曰："老人平生尚不喫⑯一服暖药，况于丹乎！何妄言如是⑰。"

---

① 壮脾圆散：方剂名。

② 蓐：草垫子。

③ 皤然：肚子大的样子。《左传·宣公三年》："皤其腹。"皤，a. 白色，多指须发；b. 肚子大。

④ 及是：等到这时，跟着这时。

⑤ 秀州：州名。五代时（939）吴越置。治所在嘉兴（今县），辖境相当今浙江杭州湾以北（海宁县除外），桐乡县以东地区及上海市所辖吴淞江以南诸县地。宋庆元元年（1195）升为嘉兴府。州境滨海，宋时曾在境内置市舶司。

⑥ 外科：即外科学。医学科学中以手术治疗为特点的一门临床学科。用于外科疾患的治疗手法，如创伤、痈肿、疮毒、跌朴、肌肉筋骨伤，等等。

⑦ 生：古时对读书人的称呼为"生"。

⑧ 虞候：古官名。a. 西周置，掌山泽之官。《左传·昭公二十年》："薮之薪蒸，虞候守之。"b. 隋代东宫禁卫官，掌管侦察、巡逻等事务。唐代后期有都虞候，为藩镇的亲信武官。五代时因开国皇帝本为藩镇，都虞候便成为侍卫亲军的高级军官。宋沿置，殿前司、侍卫亲军马军司，步军司都置都虞候，位次于都指挥使和副都指挥使。此外，有将虞候、院虞候等低职武职；c. 虞候也为官僚的侍从之称，南宗时在临安可向"行老"顾觅（雇用）。

⑨ 痈疽异方：古方书名称。

⑩ 著名：显以名声。

⑪ 厥：代词，他的，那个。

⑫ 侍妾：侍候之妻妾，婢妾。

⑬ 溃：使……溃破。

⑭ 丹砂：即"辰砂"，俗称"朱砂"。古代道家炼丹药名用此"朱砂"。为长生不老之药（迷信）。

⑮ 曰：对……说。

⑯ 喫：吃。

⑰ 如是：像这样。

母在房闻之，亟^①呼曰："其说是已。我少在汝^②家时，每相公^③饵^④服大丹，必使我辈伴服一粒，积久数多，故储蓄毒根，今不可悔矣。"张谢去，章母旋^⑤以^⑥此终^⑦。娄夏卿之妾，项^⑧生一疮甚恶，村医^⑨为灼艾^⑩，俄^⑪努肉^⑫隆起如卷，颇类卷起花萼^⑬，或误为物触^⑭，则痛彻心齐。张曰："此名翻花脑痔^⑮，人世患者绝少。吾方书亦不载治法。"即舍之而去。村医复^⑯途药线擊扎，半日许，捲随线堕，然转手再结，至于四五，讫^⑰不痊。凡数旬^⑱，妾竟死。

《尸子》卷下

有医耇者^⑲，秦之良医也，为宣王割痤^⑳，为惠王疗痔^㉑，皆愈。张

---

① 亟："急"，急忙。
② 汝：你。
③ 相公：a. 古代称宰相为"相公"，顾炎武《日知录》卷二十四"前代拜相者必封公，故称之曰相公。"b. 旧时对上层社会年轻人的敬称。
④ 饵：食饵。
⑤ 旋：旋即，很快。
⑥ 以：因为。
⑦ 终：死亡。
⑧ 项：颈项、脖子的后部。
⑨ 村医：一般的乡村医生。村，a. 村庄，乡村；b. 粗俗，鄙野。
⑩ 为灼艾：以艾灸熏灼。
⑪ 俄：俄而，不一会儿。
⑫ 努肉：使肌肉翘起、凸出。
⑬ 萼：花托。
⑭ 物触：有物触犯，触动。
⑮ 翻花脑痔：中医病证名称。
⑯ 复：再次。
⑰ 讫：终了，完毕。
⑱ 旬：十日为一旬。
⑲ 有医耇者：判断句型。即有医生名耇的人。
⑳ 痤：cuó，疖子，痤疮。《素问·生气通天论》："汗出见湿，乃生痤痱。"王冰注："热怫内余，郁于皮里，甚为痤疖，微为痱疮。"
㉑ 痔：痔疮，一种肛管疾病。多由于坐立过久，经常便秘，或妊娠等造成肛管和直肠末端的静脉曲张。有内痔、外痔、混合痔之分，其主要症状特点为便血、疼痛、块物凸出等。

子之背肿，命跗治之，谓跗曰："背，非吾背也，任子制①焉。"治之遂愈。

《春秋·昭公元年传》

晋候②求医于秦。秦伯③使医和视之④，曰："疾不可为⑤也。是谓'近女室，疾如⑥蛊⑦。非鬼非食，惑以⑧丧志。良臣将死，天命不佑⑨。'"公曰："女不可近乎？"对⑩曰："节⑪之。……天⑫有六气⑬，降生五味⑭，发为五色⑮，征⑯为五声⑰，淫⑱生六疾⑲。六气曰阴、阳、风、雨、晦、明也。分为⑳四时㉑，序㉒为五节㉓。过则为菑㉔，阴淫寒

① 子制：禁止，遏制。子，对人的尊称，多指男子，相当于现代汉语中的"您"字。制，控制，掌握。

② 晋候：即晋君，指晋平公，名彪，公元前557—前532年在位。

③ 秦伯：指秦景年，公元前576—前537年在位。

④ 视之：诊视他，审察他。

⑤ 为：治疗。

⑥ 如：如同，好像。

⑦ 蛊：病名。即惑疾，一种心志惑乱的病，多属宴寝过度，沉于嗜欲所致。

⑧ 惑以：迷惑以至于。以，连词，以致，而。

⑨ 佑：保佑。

⑩ 对：答对。

⑪ 节：节制，适度。

⑫ 天：自然界。

⑬ 六气：即下文的风、雨、阴、阳、晦、明六气。

⑭ 五味：酸、苦、甘、辛、咸五味。

⑮ 五色：青、赤、黄、白、黑五色。

⑯ 征：征验，验。

⑰ 五声：宫、商、角、徵、羽五声。

⑱ 淫：过度，太过。

⑲ 六疾：即下文的寒疾、热疾、末疾、腹疾、惑疾、心疾。

⑳ 为：成为。

㉑ 四时：春温、夏热、秋凉、冬寒。

㉒ 序：排列。

㉓ 五节：五行之节。古人把一年三百六十五天分属五行，春木、夏火、秋金、冬水，各得七十二天有余，而土无定方，其七十二天则分主四季，每季之末各有十八天，此称为土正主日。

㉔ 菑：zāi，通"灾"，旧称水军兵寇虫疫之害为菑，此处指疾病。

疾，阳淫热疾，风淫末疾，雨淫腹疾，晦淫惑疾，明淫心疾。女，阳物①而晦时②，淫则生内热惑蛊之疾。今君不节③不时，能无及此乎?"……赵孟④曰："何谓蛊?"对曰："淫溺⑤惑乱⑥之所生也。于文⑦，四虫为蛊⑧，谷之飞亦为蛊⑨，在《周易⑩》，女惑男，风落山，谓之蛊。皆同物⑪也。"赵孟曰："良医也。厚⑫其礼而归之。

《梦溪笔谈·技艺》

四明⑬僧⑭奉真，良医也。天章⑮阁⑯待制⑰许元为江淮⑱发运使⑲，

---

① 阳物：男性的附属之物。

② 晦时：午夜之时。晦，夜晚。

③ 不节：名词作动词，不按时，不节制。

④ 赵孟：即赵武，晋国大夫，《左传》又称赵文子，或简称武。

⑤ 淫溺：过分沉溺。

⑥ 惑乱：心神惑乱。

⑦ 于文：从文字上说。

⑧ 四虫为蛊："四"字上加"虫"字叫作"蛊"字。

⑨ 谷之飞亦为蛊：谷积久受湿而变生的飞虫也叫作"蛊"。

⑩ 周易：儒家经典之一，又称《易经》《易》。

⑪ 同物：同一类事物。

⑫ 厚：形容词作使动词，使其礼厚。

⑬ 四明：浙江宁波府的别称，以境内有四明山，传说山上有方石，四面如窗，中通日、月、星宿之光，故称四明山得名。

⑭ 僧：和尚，僧徒。

⑮ 天章：a. 章，文采，指分布在天空中的日月星辰等。苏轼《潮州韩文公庙碑》："手抉云汉分天章。"b. 旧称帝王所作的诗文。徐陵《丹阳上庸路碑》："御纸风飞，天章海溢。"

⑯ 阁：楼台亭阁。

⑰ 待制：唐代，"待制"原为轮流值日以备顾问之意。宋代文臣于本官之外，加给殿阁学士、直学士、待制等头衔，作为美称。宋代诗人陆游曾任宝章阁待制。辽金及明初，翰林院尚存此官，但远不及宋制的重要。待：等待。制：帝王的命令。

⑱ 江淮：江淮流域一带。

⑲ 发运使：古时官名。唐于陕州、宋初于京师都置水路发运使。宋又置淮南，江、浙、荆湖发运使，专掌东南六路漕运，或兼制置茶、盐等事，南渡后渐废。

奏课①于京师②，方欲入封③，而其子疾亟④，暝⑤而不食，惙惙⑥欲逾宿⑦矣，使奉真视之，曰："脾⑧已绝⑨，不可治，死在明日。"元曰："观其疾势，固⑩知其不可救，今方有事，须陛封⑪，能延数日之期否？"奉真曰："如此似可。诸藏皆已衰，惟⑫肝藏独过，脾为肝所胜⑬，其气先绝，一藏绝则死。若急泻肝气，令肝气衰，则脾少缓⑭，可延三日，过此无术也。"乃投药，至晚乃能张目，稍稍复啜粥⑮，明日渐苏而能食。元甚喜，奉真笑曰："此不足喜，肝气暂舒⑯耳，无能为也。"后三日果卒⑰。

---

① 奏课：奏，指臣子向君主进见，谏言，上书。课，按一定的标准试验，考核。

② 京师：a. 首都的旧称。《公羊传·桓公九年》："京师者，天子之居也。京者何？大也。师者何，众也。"b. 明制。

③ 入封：受封号，封爵。封，帝王授予臣子土地或封号。

④ 亟：急。

⑤ 暝：闭上眼睛。

⑥ 惙惙：忧愁的样子。《诗·召南·草虫》："未见君子，忧心惙惙。"《淮南子·原道训》："故其为欢不欣欣，其为悲不惙惙。"惙：a. 忧；b. 疲乏。

⑦ 逾宿：越夜。逾，越过，超越。宿，夜。

⑧ 脾：脾气（功能）。

⑨ 绝：断绝。

⑩ 固：副词，本来。

⑪ 陛封：上台阶而封号。陛，台阶。封，封爵，封号。

⑫ 惟：只。

⑬ 脾为肝所胜：即肝木胜脾土，五行相克。

⑭ 少缓：稍稍缓解。

⑮ 复啜粥：再吃粥。

⑯ 舒：舒缓，即肝气因药而不过盛克脾气。

⑰ 果卒：果然卒亡。

古代医事编注

《齐东野语·针砭》

古者针砭①之妙，真有起死之功。盖脉络之会②，汤液③所不及者，中④其俞穴⑤，其效如神，方书⑥传记，所载不一。若⑦唐长孙后怀高宗，将产，数日不能分娩。召医博士李洞玄候脉⑧，奏云："缘⑨子以手执母心，所以不产。"太宗问："当何如？"洞玄曰："留子母不全，母全子必死。"后曰："留子，帝业永昌。"遂隔腹针⑩之，透心至手，后崩⑪太子即诞。后至天阴，手中有瘢⑫。庞安常⑬视孕妇难产者，亦⑭曰："儿虽已出胞⑮，而手执母肠胃，不复脱衣。"即扪⑯儿手所在，针

---

① 针砭：古时治疗疾病之用具。针，即针刺，以针刺入人体的一定部位而治疗疾病；古有不同形状的针具，圆针、银针、梅花针等等。砭，即以石磨制的砭石，砭入人体的一定部位而治疗疾病。砭石，是石器时代产生和应用的一种古老的医疗工具。用于切脓包和刺破皮下血管放血等用途。

② 脉络之会：脉络即人体的经脉和络脉，是运行人体气血的通道，经有纵的意思，络有网络的意思，它们纵横交错，内属藏府，外连四肢百骸。会，聚会，交会。

③ 汤液：中医学名词。指用药物加水煎煮，取汁饮服的汤剂。《素问》有"汤液醪醴论"。

④ 中：刺中。

⑤ 俞穴：a. 也叫"腧穴"或"输穴"，即广泛地指穴的总称，也即穴的别名。"输"是转输之意；"穴"是空隙之意。输穴是人体经络、藏府之气输注于体表的部位；b. 为五输穴的一种，位于手或足部，《灵枢·九针十二原》："所注为俞。"也就是指在经脉流注方面好像是水流逐渐汇集输注到更大的水渠一般。全身十二经各有一个输穴，又称十二输穴。

⑥ 方书：记载和论述方剂的著作。如汉·张仲景《伤寒杂病论》为我国现存较早的一部方书。唐·孙思邈《千金要方》，王焘《外台秘要》，宋代的《圣惠方》《太平惠民和剂局方》，元·危亦林《世医得效方》，明《普济方》等，都是内容较为丰富的方书。

⑦ 若：像。

⑧ 候脉：诊候脉象。

⑨ 缘：因为。杜甫《客至》诗："花径不曾缘客扫。"

⑩ 针：名词作动词，以针刺之。

⑪ 崩：崩驾。

⑫ 瘢：瘢痕。

⑬ 庞安常：宋名医，湖北浠水县人，以治《伤寒杂病论》为精。

⑭ 亦：也。

⑮ 胞：胞衣，胞宫。

⑯ 扪：摸。

其虎口，儿即痛，即缩手而生，及观儿虎口，果有针痕①。近世屠光远②亦以此法治番阳③酒官④之妻。三人如出一律，其妙如此。盖凡医者，意也，一时从权，有出于六百四十九穴⑤之外者。

《齐东野语·近世名医》

绍兴⑥间，王继先号王医师，驰名一时。继而得罪⑦，押往福州居住。族叔祖宫教，时赴长沙倅⑧，素识其人，适⑨邂逅旅舍，小酌以慰藉之，因求察脉。王忽愀然⑩曰："某受知既久，不敢不告。脉证颇异，所谓脉病人不病者，其应当在十日之内，宜亟反辕，尚可及也。"因泣以别。时宫教康强无疾，疑其为妄，然素信其术，于是即日回辕⑪。仅至家数日而殂⑫，亦可谓异矣。

《齐东野语·针砭》

今世针法⑬不传，庸医⑭野老⑮，道听途说，勇于尝试，非惟无益

---

① 针痕：针刺痕迹。
② 屠光远：宋代医者，庞安常之弟子（私淑），以针技为名。
③ 番阳：番，通"鄱"，即鄱阳，地在今鄱阳湖东岸之波阳。
④ 酒官：官名。a.《周礼·天官·酒人》："酒人掌为五齐三酒，祭祀则共（供）奉之。"b. 好喝酒的人。《史记·刺客列传》："荆轲虽游于酒人乎，然其为人沈深好书。"裴骃集解引徐广曰："饮酒之人。"
⑤ 六百四十九穴：人体穴位数量，即俞穴、气血转输流注的地方。
⑥ 绍兴：a. 宋高宗年号（1131—1162）；b. 西辽仁宗年号（1151—1163）。
⑦ 得罪：获罪。
⑧ 倅：cuì，副，副职。
⑨ 适：恰好，刚好。
⑩ 愀然：容色变动的样子。
⑪ 辕：车辕子，车前驾牲口的直木。
⑫ 殂：死亡。诸葛亮《出师表》："先帝创业未半，而中道崩殂。"中道：中途。
⑬ 针法：针刺疗法，方法。
⑭ 庸医：平庸无能的医生。
⑮ 野老：野外乡村遗老。

也。比闻赵信公在维扬①制阃日，有老张总管者，北人也，精于用针，其徒某得其粗②焉。一日，信公侍姬③苦脾血疾垂殆④，时张老留旁郡，亟呼其徒治之，某曰："此疾已殆⑤，仅⑥有一穴⑦或可疗。"于是刺足外踝⑧二寸余，而针为血气所吸留⑨，竟不可出。某仓皇请罪曰："穴虽中，而针不出，此非吾师不可，请急召之。"于是命流星马⑩宵征⑪，凡⑫一昼夜而老张至。笑曰："穴良是⑬，但未得吾出针法耳。"遂别于手腕之交刺之，针甫⑭入，而外踝之针跃而出焉，即日疾愈，亦可谓奇矣。

《齐东野语·近世名医》

尝闻⑮陈体仁端明云："绍熙⑯间，有医邢氏，精艺绝异。时韩平原知阁门事，将出使，俾⑰之诊脉，曰：'和平无可言，所可忧者，夫人耳。知合回辂日，恐未必可相见也。'韩妻本无疾，怪其妄诞不伦，然

---

① 维扬：旧扬州府别称。《书·禹贡》："淮海惟扬州。""惟"通"维"。庾信《哀江南赋》："淮海维扬，三千余里。"后因截取二字以为名。唐刘希夷《江南曲》："潮平见楚甸，天际望维扬"。又，"维扬吴楚抵。"杜甫《奉寄章十侍御》诗："淮海维扬一俊人，金章紫绶照青春。"明初曾置维扬府，后改扬州府。

② 粗：粗略技法。

③ 侍姬：服侍的姬女。a. 帝王之妾；b. 汉时宫中女官名；c. 古时对妇女的美称。

④ 垂殆：即危殆，垂死危险。

⑤ 殆：危险。

⑥ 仅：只。

⑦ 穴：中医针灸学名词，是人体经络气血在身体表面聚集，输注或通过的重点部位。它可以通过经络的联系对身体内部藏府的生理或病理变化产生一定的反应，也可以接受周围环境的各种刺激，而调整机体（体内）功能的目的，以达治疗效果。

⑧ 踝：a. 踝子骨，脚腕两侧突起的部分；b. 脚跟。

⑨ 吸留：吸引留滞。

⑩ 流星马：即飞奔快速的马匹。

⑪ 宵征：夜行。《诗·召南·小星》："肃肃宵征，夙夜在公。"毛传："宵，夜；征行。"

⑫ 凡：共。

⑬ 良是：确实是这样。

⑭ 甫：才。

⑮ 尝闻：曾经听说，闻。

⑯ 绍熙：宋光宗年号（1190—1194）。

⑰ 俾：使。

私忧之。洎出疆甫数月，而其妻果殂①。又朱丞相胜非子妇偶小疾，命视之，邢曰："小疾耳，不药亦愈。然自是不宜孕，孕必死。"其家以为狂言。后一岁，朱妇得男，其家方有抱孙之喜，未弥月而妇疾作。急遣召之，坚不肯来曰："去岁已尝言之，势无可疗之理，越宿而妇果殂。"余谓古今名医多矣，未有察夫脉而知妻死，未孕而知产亡者，呜呼！神矣哉！

《齐东野语·经验方》

辛酉②夏，余足疡③发于外臁④，初甚微，其后浸淫⑤。涉秋徂⑥冬，不良于行。凡敷掺膏濯之剂，当试略遍，痛痒杂作⑦，大妨应酬。一日，友人俞和父见过，怪⑧其蹒跚⑨，举⑩以告之。和父笑曰："吾能三日已⑪已此疾。法当先以淡韭水涤⑫疮口，浥⑬干，次用《局方》驻车丸⑭极研

---

① 殂：cú，死亡。诸葛亮《出师表》："先帝创业未半，而中道崩殂。"
② 辛酉：干支年号。
③ 足疡：足部生疮疡。
④ 外臁：小腿的外侧。
⑤ 浸淫：亦作"寖淫""侵淫"。积渐而扩及，渐进。司马相如《难蜀父老》："是以六合之内，八方之外，浸淫衍溢。"浸，渐渐。《易·遁》："浸而长也。"孔颖达疏："浸者，渐进之名。"亦作"寖"。
⑥ 徂：往。《诗经·大雅·桑柔》："自西徂东。"
⑦ 杂作：交杂发作。
⑧ 怪：以之为奇怪。
⑨ 蹒跚：a. 腿脚不灵便，走路一瘸一拐的样子。皮日休《上真观》诗："天禄行蹒跚。"（天禄，兽名）；b. 舞貌，犹蹁跹。窦众《述书赋》："婆娑蹒跚，绰约文质。"
⑩ 举：全，皆。
⑪ 已：停止，完毕，好了。
⑫ 涤：洗涤。
⑬ 浥：a. 湿润的样子；b. yā，坑洼地。
⑭ 《局方》驻车丸：《局方》：即《太平惠民和剂局方》的简称。驻车丸：中医药方名。宋时官方设立"惠民和剂药局"，收集医家和民间验方，制成丸、散剂等成药出售，并把其方汇编成书，详列主治病证，制剂改革方法。大观中经陈师文等核正，订为五卷，共载方二百九十七首。后又于绍兴、宝庆、淳祐等年代多次重修、增补、扩充为十卷。其中不少方剂，为临床所常用。驻车丸方即是。

细，加乳香①少许，干糁②之，无不立效。"遂如③其说用之，数日良愈。盖驻车丸④本治血痢滞下，而此疮亦由气血凝注所成。医者，意也。古人处方治疾，其出人意表如此。其后莫子山傅治痢"杜僧丸⑤"，亦止⑥是一膏药，用之奇验，亦此意也。

《齐东野语·疽阴阳证》

族伯临川⑦推官，平生以⑧体屡⑨气弱，多服乌附⑩、丹砂⑪。晚年疽发背⑫，其大如扇，医者悉⑬归罪于丹石之毒，凡菉粉、羊血⑭解毒之品，莫不遍试，殊不少损。或以后市街老祝医⑮为⑯荐者，祝⑰本疡医⑱，然指下极精。诊脉已，即云："非敢求异于诸公，然此乃极阴证⑲。在我法中，正当多服伏火朱砂及三建汤，否则，非吾所知也。"

---

① 乳香：中药名，辛、苦、温之品，活血止痛，消肿生肌。a. 用于瘀滞疼痛证、痛经、闭经、风湿痹痛、跌损伤痈疽痛等，因其辛散温通，既活血化瘀，又行气散滞；b. 用于疮疡溃破久不收口，配以没药，有消肿止痛，去腐生肌的作用。

② 糁：散糁。

③ 如：按。

④ 驻车丸：方剂名。

⑤ 杜僧丸：方剂名。

⑥ 止：只。

⑦ 临川：a. 郡名；b. 县名。

⑧ 以：表原因。

⑨ 屡：懦弱，弱小。

⑩ 乌附：乌药、附子，辛热之品，毒中药名。乌药，大毒、祛风除湿散寒止痛，用于寒湿痹痛，心腹冷痛等。附子，回阳救逆，助阳散寒止痛，用于亡阳四肢厥逆，心脾肾阳虚痹痛等，孕妇禁用。

⑪ 丹砂：中药名。

⑫ 疽发背：中医外科病证名词。痈疽生于脊背部位的，系火毒内蕴所致，分阴证和阳证两类。阳证又叫"发背痈"，阴证又叫"发背疽"。

⑬ 悉：全部。

⑭ 菉粉、羊血：中药名。羊血，咸平，有止血、祛瘀作用，治吐、衄血、肠风、痔血、崩漏、产后血晕、外伤出血、跌伤等。

⑮ 祝医：以祝由治病之医生。

⑯ 为：被动。

⑰ 祝：祝由之医。

⑱ 疡医：即外科医生。

⑲ 阴证：中医病证属性分类，阴、阳证。

诸子皆有难色，然其势已殆①，姑尝试一二小料。而祝复②俾③作大剂，顿服三日后，始用膏药敷贴，而丹砂、乌附略不辍口④，余半月而疮遂平。凡服三建汤二百五十服，此亦可谓奇工矣。

洪景卢所载，时康祖病⑤心痔，用《圣惠方⑥》治腰痛，鹿茸⑦、附子药服之而差⑧。又福州郭医用茸、附医漏痔疾，皆此类也。

盖痈疽⑨皆有阴阳证，要当决于指下⑩，而今世外科⑪往往不善于脉，每以私意⑫揣摩，故多失之，此不可不精察也。

《医部全录·医术名流列传》

李洞元，按《齐东野语⑬》：唐长孙后怀高宗数日不能分娩，诏医博士李洞元候脉，奏云：'缘子以手执母心，所以不产。'太宗问曰：'当何如？'洞元曰：'留子母不全，母全子必死。'后曰：'留子，帝业

---

① 殆：危险。

② 复：再。

③ 俾：使。

④ 辍口：中止停止。

⑤ 病：名词作动词，患病。

⑥ 圣惠方：全称《太平圣惠方》，古中医方书。宋·王怀隐等编著，成书于淳化三年(992)，一百卷，本书以《千金方》《外台秘要》为蓝本，广集汉唐以来各家方书及民间医疗经验，按藏府病证分类汇编而成。全书分一千六百七十门，录方一万六千八百三十四首，为宋代的医方巨著。首列诊断脉法，用药法则，后按各科论述疾病的病源、症状，多采用《诸病源候论》内容，末列各科方剂及其他医疗方法。

⑦ 鹿茸：中药名。甘、咸、温之品，入肝肾经，壮肾之元阳生精髓，强筋骨用于元气不足五迟、五软等，畏寒肢冷、阳痿早泄、便数、腰膝痛等。

⑧ 差：病愈。

⑨ 痈疽：外科病证。痈，凡肿疡表现为红肿高起，焮热疼痛，周围界限清楚，未成脓前无脓头而易消散，已成脓易溃破，溃后脓液稠黏，疮口易敛的称"痈"为气血受毒邪所困、壅塞不通致。属阳证，初常伴实热证候，有内、外痈之分。疽：凡疮疡表现为漫肿平塌，皮色不变，不热少痛，未成脓难消，已成脓难溃，脓水清稀，破后难敛的，称"疽"，有因外邪所致，也因情志内伤，气血失调，或食肥甘厚味，痰凝湿滞所致。

⑩ 要当决于指下：即脉诊，以脉诊之。

⑪ 外科：命名，是以形象、部位、色泽、穴位、大小、特征、病因等来分别命名的。其类别有：痈、疽、疖、疔、流痰、流注、瘿、瘤、瘰疬、痔、漏、臁疮、丹毒等。

⑫ 私意：私有意测。

⑬ 齐东野语：书名。

永昌。'遂隔腹针之，透心至手。后崩，太子即诞，后至天阴，手中有瘢。

《庚巳编·盛御医》

盛御医①寅字启东，吴江②人。少从隐士③王宾学医，永乐④中以解户赴京。时上⑤患二肢痹⑥弱⑦，侍医⑧以痿症⑨治之，累年不效。或以寅荐，召至，待命阙下⑩。一内侍微疾，请切脉，辞曰："未见至尊，安得⑪先及公⑫乎。"内侍服⑬其言，入奏云："此医人大有分晓。"因道⑭寅语，即传入便殿⑮。指上脉叩头曰："此风湿也。"上大然⑯之。曰："吾遂⑰胡出塞，动至经年，为⑱阴寒所侵致也。吾谓是湿耳，诸医

---

① 御医：皇帝内廷供奉的医生。《清会典事例·太医院·设官》："国初，设院使一员，左院判一员，右院判一员，御医十员，吏目三十员。"

② 吴江：县名。在江苏省最南部，西滨太湖，邻接上海市和浙江省。五代吴越置县，古迹有垂虹桥等。

③ 隐士：a. 隐居不仕的人。《荀子·正论》："天下无隐士，无遗善。"b. 善说隐语的人。《说苑·正谏》："平公（晋平公）召隐士十二人。"

④ 永乐：明成祖年号（1403—1424）。

⑤ 上：皇上。

⑥ 痹：闭也。

⑦ 痹弱：痿痹软弱。

⑧ 侍医：侍候之医，皇帝身边服侍的医生。

⑨ 痿症：中医病证名称。指肢体痿弱，筋脉弛缓的病证。以下肢痿躄为多见。《内经》有痿论篇，分别论有痿躄、脉痿、筋痿、肉痿、骨痿等。"痿"，同"萎"，四肢枯痿，痿废不用也。

⑩ 阙下：宫阙之下，指帝王所居之处，借指朝廷。

⑪ 安得：怎么能够。

⑫ 公：尊称，你。

⑬ 服：a. 降服；b. 敬佩，信服。

⑭ 道：说，讲。

⑮ 便殿：犹别殿。古时皇帝休息闲宴的地方，别于正殿而言。《汉书·武帝记》："建元六年，高园便殿火。"颜师古注："园者，于陵上作之。既有正寝以象平生正殿，又立便殿为休息闲宴之处耳。"《后汉书·章帝纪》："更衣"。李贤注："便殿，寝侧之别殿，即更衣也。"苏轼《谏买浙灯状》："召对便殿。"

⑯ 然：形容词作意动词，以之为然，认为是这样的。

⑰ 遂：跟随。

⑱ 为：被动词，被。

皆误,汝言是也。"药进立效,遂授官。后事仁、宣两朝,皆被眷遇①。宣宗尤爱之,尝②对御令③与同官弈④,特赐诗以示宠异。他日⑤,寅晨入御药房⑥,忽头痛昏眩欲绝,辟医束手,莫知何疾。劝募人疗治,有草泽医⑦请见,投药一服,逡巡⑧却愈。上奇之⑨,召问所用何方,对曰:"寅空心入药室,卒中诸药之毒,能和诸药者,甘草⑩也,用是⑪为汤以进耳,非有他术。"上诘⑫寅,果未晨飨⑬而入,乃厚劳其人云。

《清稗类钞·喻嘉言以医名于时》

(钱)牧斋家居,一日,赴亲朋家宴,肩舆⑭归,过迎恩桥,舆夫蹉跌⑮,牧斋亦仆也,及归而忽得奇疾,立则目欲上视,头欲翻于地,卧则否。延医诊治,不效。时嘉言适⑯往他郡治疾,亟⑰遣仆往邀。越数日,始至,问致⑱疾之由,遽⑲曰:"疾易治,无恐。"因语掌家政者

---

① 眷遇:亲厚相待之礼遇。
② 尝:曾经。
③ 御令:官名。
④ 弈:即下棋。
⑤ 他日:以后,过几天。《左传·襄公二十三年》:"他日又访焉。"
⑥ 御药房:皇宫内专用的药房。
⑦ 草泽医:即民间的草泽医生。
⑧ 逡巡:犹言顷刻,须臾。陆游《除夜》诗:"相看更觉光阴速,笑语逡巡即隔年。"《西厢记》第二本第一折:"虽然是不关亲,可怜见命在逡巡、济不济权将秀才来尽!"
⑨ 奇之:意动词,以之为奇怪。
⑩ 甘草:中药名称。甘平,归中焦脾胃之经。有补益脾胃,缓急止痛,调和诸药之用。用于中焦虚弱、气虚不足,四肢挛急作痛外,还可缓和药性,调和百药之毒。
⑪ 是:代词,这药。
⑫ 诘:诘问。
⑬ 飨:a. 用酒食款待人;b. 祭献;c. 通"享",享受。
⑭ 舆:车子。
⑮ 蹉跌:差错,失误。《后汉书·董卓传》:"诸将有言语蹉跌,便戮于前。"跌跌,失足跌倒。喻失误。《后汉书·蔡邕传》:"专必成之功,而忽蹉跌之败者已。"
⑯ 适:到……去。
⑰ 亟:急忙。
⑱ 致:招致。
⑲ 遽:急忙。

曰："府中舆夫强有力善走者，命数人来。"至，嘉言命饫①以酒饭，告之曰："若曹须尽量饱餐，且可嬉戏为乐也。"乃令分列于庭之四隅②，先用两人夹持而行，自东，则疾赴③之西，自南，则疾赴之④北，无一息停。牧斋殊苦⑤颠播，嘉言不顾，益⑥促之骤⑦。少顷⑧，使息⑨，则已霍然⑩矣。时他医在旁，未喻⑪其故，嘉言曰："是因下桥倒仆，第几叶肝搐摺⑫而然⑬。今掖之使疾走，抖擞经络⑭，则肝叶可舒，既复⑮其位，则木气⑯敷畅而头目安适矣，非药饵之所能为也。"

《清稗类钞·喻嘉言以医名于时》

常熟⑰显宦⑱某致仕⑲家居，其夫人年已五十，忽呕吐不欲食。诸医群集投剂，俱不效，邀嘉言视脉，侧首沉思，迟久而出，拍显宦肩曰："高年人犹有童心耶？是娠，非病。"吾所以沉思者，欲一辨其男女耳。

---

① 饫：饱。
② 隅：a. 角落；b. 靠边的地方。
③ 赴：快走。
④ 之：到……去。
⑤ 殊苦：特别苦于。殊，副词，很，非常。
⑥ 益：更加。
⑦ 骤：快。
⑧ 少顷：不一会儿。
⑨ 息：休息。
⑩ 已霍然：突然病愈。霍然，突然，忽然。司马相如《大人赋》："焕然雾除，霍然云消。"多形容病愈之速。枚乘《七发》："涩然汗出，霍然病已。"
⑪ 喻：知道，了解，明白。
⑫ 搐摺：抽搐，牵动，折迭。
⑬ 然：使然。
⑭ 络：活动经脉气血。
⑮ 复：恢复，回复。
⑯ 木气：即肝木之气，肝性属木。
⑰ 常熟：地名。在江苏省南部，北临长江。
⑱ 显宦：显赫之官宦。
⑲ 致仕：旧谓交还官职，即辞官。《公羊传·宣公元年》："退而致仕。"何休注："致仕，还禄位于君。"《新唐书·白居易传》："会昌初，以刑部尚书致仕。"亦作"致事。"

以脉决之，其象①为外阳里阴，必男也。"已而②果验。

《清稗类钞·孙翁有神针》

抚有母，四体不仁③，卧三载④矣，飞书⑤阳城令，使速孙。孙至省，谒⑥抚，问故，抚揖之以答曰："吾母抱疾三载矣，诸君之能，愿起⑦废焉。"孙入诊，母僵卧于榻⑧，熟视良久而诊脉，曰："姑试之。"针焉，而后茶。茶已，令二婢扶以坐，能坐矣。再针而进饵⑨，饵已，令扶至床前，揉股而垂足，足能垂矣。再针而进饭，饭已，令四婢扶以行，能行矣。抚大喜，授餐适⑩馆，有加礼，酬以金帛，辞不受。抚询其家口，孙曰："止⑪一子，方肄武⑫，未售⑬也。"谈次，询其术，且曰："吾母之疾，经多医不能愈，子能立起沉疴⑭，何也？"孙曰："秦越人有言，吾非能生⑮人，能生夫不死之人也。漠然⑯无分，天道自运，针之谓矣⑰。盖头为精明之府，鼻属足阳明胃经⑱，余故三针⑲太夫人而

---

① 象：脉之征象。

② 已而：旋即，不久。《史记·夏本纪》："乃召汤而囚之夏台，已而释之。"黄宗羲《海盐鹰窠顶观日月并升记》："已而白痕一抹出于红内。"

③ 四体不仁：手足四肢麻木不仁。

④ 三载：三年。

⑤ 飞书：即寄信。

⑥ 谒：造访。

⑦ 起：使动词。

⑧ 榻：短小之床。

⑨ 饵：药饵，食饵。

⑩ 适：到……去。

⑪ 止：通"只"。

⑫ 肄武：学习，研习武功。肄，yì，研习，学习。《后汉书·礼仪志中》："兵官皆肄孙吴兵法。"

⑬ 未售：未实现（参军，入伍）。

⑭ 沉疴：久治不愈的疾病。《晋书·乐广传》："客豁然意解，沉疴顿愈。"

⑮ 生：使人复生。

⑯ 漠然：沙漠广袤的样子。漠，a. 沙漠；b. 通"寞"，寂静无声。

⑰ 针之谓矣：主谓倒装句。

⑱ 头为精明之府，鼻属足阳明胃经：《黄帝内经》观点，头是人之精气神明汇聚的地方。人有手足阴阳十二经是血气之通道，分属于人体各部，是阳明胃经行经于人之鼻部。

⑲ 针：名词作动词，针刺。

除其风也。平之宁之，将之盈之。然则余非能起人，能起夫不终瘵之人
也。"抚拍案而叹曰："极乎袆乎，神如斯乎！"居久之，孙之子忽峨①
冠鲜衣②而入，孙骇曰："若③何来？"则新中是科武解元④矣。盖子本
魁梧，抚亦以此报德也。子名绍武，是年⑤为康熙己酉科也。

《清稗类钞·张道人以导引治人病》

康熙时，有张道人者至长沙，以⑥元门清静导引⑦，治病有效。或
问之曰："予见人以坐功而致病⑧者多矣，未见有以坐功治病而有效者
也。今先生用之而效，何也？"道人曰："世人执一死法而治诸病⑨，如
医以一方而疗众疾，非独不效，必杀人。今我因病以用法，如医者诊病
以处方，所以能起沉疴如操券⑩也。"

《清稗类钞·蒙古医疗周尚白伤》

周尚白，名菽，终身客游⑪。尝依⑫吴季方于永平、登卢龙塞⑬、访

---

① 峨：形容词作动词，戴。

② 鲜衣：鲜明的衣服。鲜，新，鲜明。《汉书·广川惠王越传》"昭信复潜望卿曰：'与
我无礼，衣服常鲜于我。'"颜师古注："鲜，谓新华也。"

③ 若：你。

④ 武解元：武科中第一名。解元，唐制。举进士者皆由地方解送入试，故相沿称乡试第
一名为解元。

⑤ 是年：这一年。

⑥ 以：介词，因为。

⑦ 导引：一种强身健体、除病的养生方法。

⑧ 致病：招致疾病。

⑨ 诸病：各种疾病。

⑩ 操券：券，契约或凭证。比喻事情有把握。李调元《制义科琐证》卷二："元可操
券。"

⑪ 客游：即旅居他乡的游子。

⑫ 尝依：曾经跟随，依随。

⑬ 卢龙塞：古塞名。在今河北喜峰口附近一带。古有塞道，自今蓟县东北经遵化，循滦
河谷出塞，折东趋大凌河流域，是从河北平原通向东北的一条交通要道。东汉末曹操与辽西
乌桓作战，东晋时前燕慕容携进兵中原，都经由此道。

田畴故垒①、陟②望海台，寻汉武遗踪③，上马鞭山，吊孤竹④少君之冢⑤。一日，驱车出关，欲旷览边塞险隘。经长城，坠车，车轮转股上，股断。遇蒙古医，置股于冰，令僵⑥徐⑦剖肉，视骨，粉碎，为联⑧缀⑨，缉缉：通"辑"，聚集。桑皮⑩纫之⑪，饮以药，五日而能行矣。

《清稗类钞·蒙古医疗断舌》

乾隆己未，京师某达官以奸仆妇，被妇咬舌尖，延蒙古医治之。医至，命杀狗，取舌，带热血镶之，戒百日不出门。其后引见，奏对如初。

《清稗类钞·陈洪璋医愈沈大成疾》

沈大成尝病⑫左指搐⑬，继而蔓于掔，上及于肩井⑭。一医曰："此血不荣筋也。"一医曰："此风淫也。"后一医曰："此老而虚，气血将

---

① 田畴：犹田地。《礼记·月令》："（季夏之月）可以粪田畴，可以美土疆。"孙希旦集解"蔡云：'谷田曰田，麻田曰畴。'吴氏澄曰：'田畴，谓耕熟而其田有疆界者。'"

② 陟：zhì，升，登。

③ 遗踪：遗址踪迹。

④ 孤竹：a. 竹的一种。赞宁《笋谱》："襄阳薤山下有孤竹，三年方生一笋。及笋成竹，竹母已死矣。"b. 古代的一种管乐器，以孤生的竹作成；c. 古国名，墨胎氏。在今河北卢龙南。

⑤ 冢：坟墓。

⑥ 僵：硬。

⑦ 徐：缓慢，慢慢地。

⑧ 联：联合，连接。

⑨ 缀：缝合，连接。

⑩ 桑皮：即桑白皮，中药名称。甘寒之品，泻肺平喘，行水消肿，用治肺热喘咳、吐血、水肿脚气、小便不利等。

⑪ 纫之：搓绳，捻线。

⑫ 尝病：曾经患疾病。尝，作副词，曾经。病，名词作动词，患。

⑬ 搐：抽搐。

⑭ 肩井：a. 人体部位名；b. 针灸穴位名称。见《针灸甲乙经》卷三，属足少阳胆经、位于大椎穴与肩峰连线之中点处。主治肩背痛、高血压、乳腺炎等症。注：针刺不宜过深。

竭也。"于是日投党参、芪、术、地黄①之属，无虑②六七十剂，而病益甚，尪然柴立，不能饭③矣。乾隆某岁④八月下旬，以陈退山之言，延⑤其宗人⑥洪璋诊之，则曰："湿痰客于脾胃，脾主四支⑦，本病而见于末邪，得补而壅，所以胃受伤而不能饭也。不亟⑧攻之，败矣。"乃予二陈汤⑨加硝石⑩，四服，病失其半。去硝，再六服而愈。

《清稗类钞·高岐山精小儿科》

湘医高岐山，乾隆时人也。承其祖父之业而益精，望色听声，即知人生死，用药不本古书，尤精儿科。有富家儿病不食，且死，乃延高。高囊⑪药而往，独排斥群医之言，谓可治，姑试之。乃令其家市⑫肥瘦维均之豕⑬肉，出药，共煮之，令儿以口鼻就肉，热气蒸腾，儿垂涎欲食，即以之食儿，病遂已。又尝遇里中儿，戏于水。儿望见其至，故激

① 芪、术、地黄：中药名。芪，黄芪，甘、温之品，有益气升阳固表，利水消肿等作用，用以治疗外感风寒，表虚自汗、盗汗证，以及肺气虚而下陷，食少便溏，气短乏力等。白术，甘、苦、温之品，补气健脾、燥湿利水、止汗安胎。用于脾胃虚弱运化失职之食少便溏，脘腹胀满倦怠无力；水湿，痰饮水肿；胎气不安，表虚不固白汗。地黄，有生地、熟地之分。生地黄清热凉血、养阴生津，用于温热病热入营血，身热口干，舌绛红，口渴多饮，热迫血行的吐、衄、尿血、崩漏等。熟地养血滋阴，补精益髓甘温之品，用于血虚萎黄、眩晕、心悸、失眠、月经不调、崩漏、肾阴不足、潮热盗汗、遗精、消渴等病症。
② 无虑：大都，大约。《汉书·冯奉世传》："今仅房无虑三万人。"
③ 饭：名词作动词，吃饭。
④ 岁：年。
⑤ 延：延请。
⑥ 宗人：a. 同一族的人。《后汉书·齐武王演传》："伯升部将宗人刘稷，数陷陈（阵）溃围，勇冠三军。"b. 古代官名。《周礼·春官》有"都宗人"，掌都宗祀之礼；又有"家宗人"，掌家祭祀之礼。明为宗人府官之一。掌皇族的谱牒和族中的事务。
⑦ 支：肢。
⑧ 亟：急忙，赶快。
⑨ 二陈汤：中药方剂名称。由半夏、橘红、茯苓、炙甘草、乌梅、生姜组成。燥湿化痰，理气和中，是一首和胃化痰的方剂。治证痰饮、咳嗽痰多、呕恶、胸膈胀满、头眩心悸。半夏和中、橘红理气，茯苓燥湿、甘草中和补土。
⑩ 硝石：中药名。
⑪ 囊：名词作动词，装。
⑫ 市：名词作动词，买。
⑬ 豕：猪。

水于路，阻其行。高曰："勿尔①，后三日必病，彼时欲我诊，亦无益也。"三日果病，其家人为延高而不及矣。

《清稗类钞·潘龙田精于医》

潘掌纶，字龙田，湘乡人，诸生②。幼孤，事继母孝。读书善悟，兼通韬符壬遁诸术，而尤精于医。尝策马而行，见人卧道旁，视之，毙，察其状，曰："尚可苏③也。"为刺尾闾穴④，则嗷然⑤呼痛，目炯炯⑥立起。有谌姓子病，垂绝，龙田过其门，闻哭声，入诊之，用灸三壮，楔⑦齿，少注药，须臾⑧呱呱泣，索乳矣。

《清稗类钞·张朝魁以异术治外证》

乾隆时，辰溪⑨有毛矮子者，本姓张，名朝魁。年二十余，遇远来之丐⑩，张待之厚，丐授以异术，治痈疽，瘰疬⑪及跌打损伤危急之证，

---

① 勿尔：不要这样。

② 诸生：即生员。明清两代称已入学的生员。顾炎武《书吴潘二子事》："当国变后，年皆二十以上，并弃其诸生，以诗文自豪。"

③ 苏：苏醒。

④ 尾闾穴：针刺穴位名称。

⑤ 嗷然：号呼的样子。

⑥ 炯炯：明亮，光亮。

⑦ 楔：a. 一种似松而有刺的乔木；b. 填充空隙的木橛、木片等。

⑧ 须臾：一会儿。

⑨ 辰溪：县名。在湖南省西部，沅江及其支流辰水在境内汇合，湘黔铁路经过境内。汉置辰阳县，隋改辰溪县。

⑩ 丐：乞丐，讨饭的。

⑪ 瘰疬：病证名称。语出《灵枢·寒热篇》，俗称"疬子颈"，颈项间结核的总称。小者为"瘰"，大者为"疬"，多发于颈项及耳的前后，病变可限于一侧，也可两侧同时发生。甚则连接胸腋，以其形状累累如珠，历历可数，故名。多因体虚，肺肾阴虚气郁，痰浊邪毒结聚经络所致。临床证见：初起一个或数个大小如豆粒的结块，以后渐大。其数增多，连接三五个，甚至十余个。皮色不变，不红不痛，按之坚硬，推之能动。日久始微痛，结块粘连成片，按之不动；将溃时皮色渐红，质地较软，溃后流脓汁，或夹有败絮状物，收口缓慢，或此愈彼溃而成漏管。治：内治初期疏肝养血，解郁化痰，中期宜托毒透脓，后期宜补肺滋肾。外治初期宜消散，中后期宜提脓祛腐。

能以刀割皮肉，去瘀血①，又能续筋正骨。时有刘某患腹痛，骤②扑地，濒死，张往视，曰："病在大小肠。"遂割开其腹二寸许，伸指入腹理③之，数日愈。辰州④守顾某乘舆越银壶山，道险，忽堕岩下，折其髑骨，张以刀刺之，拨正，傅⑤以药，运动如常。

《清稗类钞·姚文僖知医》

归安⑥姚文僖公文田，少涉意于占验⑦，且知医。董文恭公诰⑧有疾，仁宗命诊之。英煦斋相国⑨和患胸疡⑩，医皆谓不可理，就其家视

---

① 瘀血：中医学名词。指体内血液瘀滞。多因跌损、寒凝气滞、瘀热内结等，致离经之血留而成瘀；或脉络失于通利，血液运行受阻所致。由于瘀血留阻的原因和部位不同。表现的症状亦不一样。

② 骤：a. 快，急速；b. 屡次，多次。

③ 理：梳理。

④ 辰州：州、贵州、府名。隋开皇九年（589）改武州置州，取辰溪为名。治所在龙标（今湖南黔阳县西南黔城镇），后移沅陵（今县）。辖境相当于今湖南沅陵以南的沅江流域以西地。唐以后缩小。元改为路，明改为府。清嘉庆后辖境只有今沅陵、泸溪、辰溪、溆浦等县地。1913 年废。

⑤ 傅：分布，涂。

⑥ 归安：旧县名。宋太平兴国七年（982）分乌程县东南境置，治所与乌程同城，在今浙江吴兴。1912 年与乌程县合并为吴兴县。历与乌程同为湖州、安吉州、湖州路、湖州府治所。

⑦ 占验：推算吉凶祸福的一种迷信活动。占，古代以龟甲或蓍占卜吉凶。卜问，预测。《说文·卜部》："占，视兆问也。"《离骚》："命灵氛为余占之。"验，应验，占卜的结果或"预言"得到证实。（迷信）《三国志·吴书·吴主传》："表说水旱小事，往往有验。"（表：人名）。

⑧ 诰：告诉。

⑨ 相国：官名，即宰相，春秋时齐景公始设左右相，相成为齐国强大的卿大夫的世袭官职。至战国时赵武灵王传少子"何"为王，以肥义为相国，此为"相国"一名之始。又称之为相邦、丞相，为百官之长。战国时，只有楚国终战国之世未设相，而以令尹为最高官职。秦代有丞相，又有相国。为辅佐皇帝的最高官职。汉高祖刘邦即位，置丞相，因避其讳，于高祖十一年（公元前196），将古书中的相邦更名相国。唐以后多用作实际任宰相者的尊称。可实际上并不置此官职。清代则专指任大学士者。

⑩ 胸疡：胸部疮疡。

之，覆奏可愈①。乃屑②人参③为末，糁所患处，用刀剂，获安。后因颁赏内府书籍，特赐《苏沈方》。

《清稗类钞·癫医不切脉》

马小素，扬州④人，精于医。向⑤有癫疾⑥，时或自言自笑，有时现悲戚状，独为人诊病时，则与常人无异，惟不问病症，亦不乐人以病症告，强言之，则曰："尔既知病，何不自医。"及阅其脉案病情，叩之病人，丝毫不爽，且药到病除，以故⑦就医者甚多。所书药方，字特较大。问其故，则曰："恐药肆⑧中人误认，致⑨有妨生命耳。"由是癫医之名大著。

有贵家子得奇病，四肢软弱，不能起立，不饮不食，终日仰卧，呼之虽应，而不发一言。遍请名医诊治，卒⑩无效，乃延马往。马至病榻前，不切脉，审视良久，又遍视室中，曰："此人无病，何用药为？"遂命主人将室中一切有香气之物，悉⑪移他处，令用面盆多贮好醋，以锤烧红，时于房中淬⑫之，令醋味不断，明日可痊。主人依法行之，次日，果渐痊。盖此子平日最喜焚香，致得此疾，故以醋味敛之耳。

---

① 愈：病愈。

② 屑：名词作动词，碎末。

③ 人参：中药名。温补之品，大补元气，益脾肺，生津止渴，安神增智。用于气虚欲脱，脉微欲绝证，凡是大失血、大吐泻，以及一切疾病因元气虚极引起的身体极虚者都可用；脾肺虚气的倦怠、乏力、呼吸短促自汗；津伤口渴、消渴；心神不安、失眠多梦、惊悸健忘。

④ 扬州：地名，在江苏省中部，长江北岸，大运河经此。

⑤ 向：从前，往昔。

⑥ 癫疾：中医学病名。属阴证，多偏于虚，常见情志抑郁、表情淡漠、沉默痴呆、言语凌乱，甚则僵卧不知饮食等症，多由痰气郁结或心脾两虚所致。

⑦ 以故：所以。

⑧ 药肆：药铺。

⑨ 致：招致。

⑩ 卒：副词，终于。

⑪ 悉：副词，全，都。

⑫ 淬：cuì，淬火，制作刀剑时，把烧红了的刀剑浸入水或其他液体中，急速冷却，使之硬化。王褒《圣主得贤臣颂》："清水淬其锋"。

《清稗类钞·薛福辰疗孝钦后疾》

光绪①辛巳②春，孝钦后寝疾③，势甚剧，偏征名医，皆无效。后服无锡薛福辰药，始渐起。时中外皆知孝钦所患为血蛊④，医者仅以治血蛊剂进，然久不得愈，福辰独诊得之。其所进脉案，虽亦以血蛊立论，而用药则皆疏沦补养之品，故独能奏效也。福辰，叔耘中丞⑤福成之兄也。

《清稗类钞·陈寿春有药有技》

厦门参将陈寿春拳法最精，有起死回生之术。曾有一人自船桅下坠，已绝息矣。历数医，皆以为无可救。寿春最后至，扪⑥其腹至再，乃曰："尚可治，宜以数健汉掖⑦之行，就甲板疾走十数周，视其色复变而红乃已。"既而⑧如法行之，红潮果上颊，因以两手抚摩其腹，为之作气。少顷⑨，呻吟，急令人扶之入厕。既下⑩，则历落者皆血块也，其量约一斗许，而疾亦寻瘳。万医生尤崇拜之。万医生者，盖英吉利人中所称谓大国手也。则寿春医术之奇妙，可想见已。

---

① 光绪：清德宗年号（1875—1908）。

② 辛巳：干支纪年法。古人以天干、地支相配而纪日、纪年。始于甲子，终于癸亥，其数凡六十次轮一遍，因称六十为甲子。

③ 寝疾：卧病。

④ 血蛊：中医病证名。

⑤ 中丞：官名。汉代御史大夫的属官有中丞，受公卿奏事，举劾案章。后御史大夫转为大司空，中丞即为御史台之长。历代多沿置，明初置都察院，其中副都御史职与御史中丞略同。清代以右副都御史为巡抚的兼衔，故用作对巡抚的称呼。

⑥ 扪：摸。

⑦ 掖：拽着别人的胳膊，引申为扶持。

⑧ 既而：既然这样。

⑨ 少顷：一会儿，不多时。《吕氏春秋·重言》："少顷，东郭牙至。"陆佃《适南亭记》："俯仰之间，海气浮楼台，野气堕宫阙，云霞无定，其彩五色。少顷百变，殆词人画史不能写也。"

⑩ 下：解便。

又某宦①之女，以②跌而伤腿，不能行，延寿春诊视。寿春以③扇头点其伤处，点已，即曰："幸已无恙④，试起行之。"果然，然寿春终身不以术自炫，亦不教其子弟，或问之，则曰："有吾药，无吾技，无济⑤也。"

《清稗类钞·叶天士更十七师而成名医》

某年夏，天士过磨坊，见健者方⑥拥磨盘旋，问曰："尔⑦为外乡人耶？"曰："然。"曰："速归，不一月必死。"磨者疑之，问故，曰："尔夜中必用蚊烟乎？"曰："然。"曰："殆⑧矣。是⑨物虽辟蚊，然久受其毒，不可救，汝速归，犹⑩及家也。"磨者大恸⑪，即以是日⑫奔归。至其塘畔，夜昏，遇雨，见小舟⑬，求附行。登舟，即有老翁坐于舱，磨者默然向隅⑭。翁问故，告之。翁曰："果然。然幸遇我，可不死。"磨者长跪哀之，遂同至翁家。翁饮以药，浴以水，灸以火，蒸以桶，凡⑮三阅⑯月，曰："可矣。"令人城。适⑰天士又经其处，见磨者勇健

---

① 宦：官宦，做官的。
② 以：介词，因为。
③ 以：介词，用。
④ 无恙：没有疾病、灾祸等可忧之事。《国策·齐策四》："岁亦无恙耶？民亦无恙耶？王亦无恙耶？"恙，忧。
⑤ 无济：即无济于事，没有用处。
⑥ 方：正在。
⑦ 尔：你。
⑧ 殆：危险。
⑨ 是：这。
⑩ 犹：还，尚且。
⑪ 恸：悲恸。
⑫ 是日：这一日。
⑬ 舟：船。
⑭ 向隅：是指得不到机会参加而失望的意思。《说苑·贵德》："今有满堂饮酒者，有一人独索然向隅而泣，则一堂之人皆不乐矣。"隅，a. 角落，成语"向隅而泣"；b. 靠边的地方。
⑮ 凡：共。
⑯ 阅：a. 经历；b. 总聚。
⑰ 适：恰逢，正好。

如初，因叩①之，磨者述所遇。天士即偕②磨者往觅翁所，至则行矣。

《清稗类钞·叶天士更十七师而成名医》

浙江某孝廉③入都，道经苏州，得疾，就诊于天士。天士诊之，问何往④，曰："会试⑤。"叶曰："顷⑥所患风寒，一药可愈。第内热已深，陆行，必患消渴⑦，寿不踰⑧月，毋往。"因制风寒方与之，服药果瘥⑨，行动如平人。侪⑩辈见其健，强拽以行。舟泊金山⑪，共登览焉。寿有老僧，亦以医名。某心中惶惑，因更就诊，僧言如叶，而意若犹豫。某因请救，僧沉思曰："登车之日，多载美梨，渴则生食，饥则熟食，当有验耳。"某如言食之，往返数月，竟无病。某归舟至苏，复见叶。叶大惊，问故，某具⑫告之。天士乃变姓名往学于僧。一日，有以

---

① 叩：询问。

② 偕：偕同。

③ 孝廉：a. 汉代选拔官吏的科目之一。始于董仲舒的奏请，与贤良同由各郡国在所属吏民中荐举。举孝廉者往往被任为"郎"。在东汉尤为求仕进者必由之路；b. 明清时对举人的称呼。孝，孝子。廉，廉洁之士。

④ 何往：主谓倒装，去往何处。

⑤ 会试：明清两代每三年一次在京城举行的考试。各省的举人皆可应考。逢辰、戌、丑、未年为正科，若乡试有恩科，则次年亦举行会试，称会试恩科。考期初在二月，后改在三月，亦分三场。考中者称贡士。

⑥ 顷：近来，不久。

⑦ 消渴：中医病证名。因口渴、易饥、尿多、消瘦，故名。按其症状不同，分为上、中、下三消。上消：随饮随渴，小便清利，大便如常。中消：随食随饥，口渴多饮，大便秘结。下消：饮多溲多，或饮少溲多，小便黄浊，犹如膏状。本病由于心火偏盛，肺热化燥、胃热液涸、肾阴受灼等原因所致，治宜根据不同病情，分别采取泻心火、清肺燥、降胃热、补肾阴等法，本病包括糖尿病、尿崩症等。亦有指急性热病中口渴多饮为消渴者。

⑧ 踰：超过，越过。

⑨ 瘥：病愈。

⑩ 侪：chái，辈，类。《左传·僖公二十三年》："晋、郑同侪。"杜预注："侪，等也。"《昭公二十四年》："吾侪何知焉，吾子其早图之。"

⑪ 金山：地名。在江苏镇江市西北。本在长江中，清末江沙淤积，始与南岸相连。古有氏父、获苻、伏牛、浮玉等名，唐时裴头陀获金于江边，因改名。南宋韩世忠败金兀术于此山下，有金山寺、楞伽台、慈寿塔、法海洞、白龙洞、中冷泉等名胜。解放后山麓辟为金山公园。

⑫ 具：完备，完全。

蛊①就治者，腹膨然，气不相属。僧令天士拟方，乃用白信②三分，僧曰："似矣，然未也。汝知蛊之为虫。而不知蛊之大小。腹中蛊已长二尺余，少毒则不死，再与则避，无可为矣。当用砒礵③一钱杀之。"因更方，嘱曰："夜必痛泻，有异物，即取以来。"次日，果来谢，持赤虫长二尺许，天士亦心服。学三年，尽得僧授而归，自是所药无不瘳④矣。

《清稗类钞·李海涛医痘殇》

李海涛，名医也，疑难险异之证，屡试屡效。黄某为李旧交，有子年四岁，患痘⑤甚剧。黄五十矣，止⑥此子，钟爱异常。而家距城五里许⑦，恐李未必即来，乃亲往迎之，遂同至家。其子已狂热神昏，颐门下陷，李曰："不可为矣，命在顷刻⑧，奈何？"黄大痛。李沉思良久，曰："既见招，敢⑨不尽力，惟此儿已万无生理。虽然⑩，既不能救之于生，试救之于死可也。"黄曰："死救奈何？"李曰："可勿遽⑪问，但俟⑫其死后，依吾言行之，或可有救，否则吾将拔履⑬以去也。"黄无

---

① 蛊：a. 古人所说害人的毒虫；b. 诱惑，欺骗；c. 陈谷中所生的虫。

② 白信：为砒石中的一种。又名白砒，为不规则的块状，大小不一，无色或白色，易脆，气无。极毒，不可口尝。另还有红信石，以块状，色白，有晶莹直纹，无渣滓者为佳。

③ 砒礵：辛、酸、热，有毒。劫痰截疟、杀虫、蚀恶肉。治寒痰哮喘、疟疾、休息痢、梅毒、痔疮、瘰疬、走马牙疳、癣疮，溃疡腐肉不脱。为砒石经升华而得的精制品。

④ 瘳：a. 病愈；b. 损失，损害。

⑤ 痘：a. 人、畜共患的一种接触性传染病，病原为病毒。牛痘、绵羊痘、山羊痘、猪痘、禽痘和天花的病毒类型各不相同，主要由接触传染。发病后皮肤或黏膜上出现痘疹，水泡和脓疱。一般为良性过程，但也能引起脓毒败血症死亡；b. 指牛痘苗，如种痘。

⑥ 止：只。

⑦ 许：左右，大约。

⑧ 顷刻：犹片刻，短时间。《三国志·吴志·诸葛恪传》："〔恪〕还坐顷刻，乃复起。"

⑨ 敢：谦辞，有冒昧的意思。

⑩ 虽然：虽然这样，然而。

⑪ 遽：急速，仓促。

⑫ 俟：等待。

⑬ 履：鞋。

奈,预备衣衾①而已。

既尔②子果死,黄泣曰:"儿已死,请救之。"李乃裸③其体,欲抱置后园猪栏中。黄不忍,李曰:"非此,无以④救之。今既死,安⑤有所谓忍不忍哉!"黄坚不忍,李怒曰:"吾固⑥不欲为此,徒以⑦君悲痛,故于无可如何之中,冀⑧得救于万一。今既尔⑨,殓之可矣,勿犹豫也。"乃听之。李又曰:"但置之耳,不可往视。惟⑩须一人远远候之,如夜半闻啼声,急求唤吾,不可有误。"黄一一如命。无何⑪,果闻呱呱声自猪栏中出。守者惊喜,亟⑫奔告李。李偕黄共视,儿果得生。黄狂喜,抱归房,李诊脉,喜曰:"是不难矣。"乃投以温补之品,一剂而愈。黄叩⑬以能活⑭人之术,李曰:"此儿多痘毒,苦于体弱,不可透⑮,内部相攻,有此现象,实死症也。若治之早,尚可为力。吾来时,攻固不可,达又不及矣。旋思今方伏暑,蚊蚋⑯最甚,蚊蚋能吸人毒血,若以儿置于秽恶之地,使蚊蚋集其全身,以吮其毒血,毒血尽,

─────────

① 衣衾:衣,衣服。古时上曰衣,下曰裳。《诗·齐风·东方未明》:"东方未明,颠倒衣裳。"衾:a.被子,特指大被;b.殓尸的包被。《孝经·丧亲章》:"为之棺椁衣衾而举之。"邢昺疏:"衾谓单被,覆尸荐尸所用。"
② 既尔:过后,不久。
③ 裸:灌祭。祭祀时斟酒浇地以降神的一种迷信活动。《书·洛诰》:"王入太室裸。"
④ 无以:没有……的办法。
⑤ 安:疑问词,什么。
⑥ 固:本来。
⑦ 徒以:白白地因为。
⑧ 冀:希望。
⑨ 既尔:既然这样。
⑩ 惟:只。
⑪ 无何:不久,没有多久。
⑫ 亟:急忙。
⑬ 叩:询问。
⑭ 活:使动词。
⑮ 透:透达,外透。
⑯ 蚊蚋:两种昆虫名。蚊,昆虫纲,双翅目,蚊科。种类很多,全世界有两千余种,我国已知的两百余种。最常见而与人类关系最大的为按蚊、库蚊、伊蚊三属。蚋,(音锐)昆虫纲、双翅目、蚋科。体形似蝇,长1~5毫米,褐色或黑色,胸背隆起,足短,触角粗短,分十一节,口器刺吸式。雌虫刺吸牛、羊等牲畜血液,传播疾病,为害家畜,亦吸人血,叮咬后奇痒,在非洲和拉丁美洲能传播盘尾丝虫病。幼虫生活在山溪急流中,杂食性。

儿或可望生。此徼幸①之计，而竟得奏效，君之福，非予之术也。黄曰："君来时何不即行，不犹愈救之于死乎？"李曰："诚然②，然此中亦具有苦衷也。此儿君所钟爱，设吾即令行之，君岂忍将垂死之儿置于污地耶？且俗传痘最忌秽，吾知此言君必不从，又逆知此儿入夕必晕厥，吾乃利用此时机，以行吾术。言死者，实托辞以绝君之爱念也。"黄服其神，馈③三百金焉。

《酉阳杂俎·天咫》

永贞④年，东市百姓王布，知书，藏镪⑤千万，商旅⑥多宾⑦之。有女年十四五，艳丽聪悟，鼻两孔各垂息肉⑧如皂荚子⑨，其根如麻线，长寸许⑩，触之痛入心髓。其父破钱数百万治之不瘥⑪。忽一日，有梵僧⑫乞食，因问布："知君女有黑疾，可一见，吾能止⑬之。"布被问大

---

① 徼幸：同"侥幸"。

② 诚然：确实是这样的。

③ 馈：馈赠，以食物送人。……赠送。

④ 永贞：年号。a. 唐顺宗年号（805）；b. 大理段正兴年号（1148）。

⑤ 镪：a. 钱贯，即穿钱的绳子，本作"襁"；b. 一贯钱。

⑥ 商旅：商贩，流动的商人。《考工记·总序》："通四方之珍异以资之，谓之商旅。"郑玄注："商旅，贩卖之客也。"亦指商人和商客。范仲淹《岳阳楼记》："商旅不行，樯倾楫摧。"

⑦ 宾：a. 客人；b. 服从，归顺；c. 排斥，抛弃。

⑧ 鼻息肉：鼻内良性肿物。常与鼻腔、鼻窦慢性炎症伴发，可能与过敏因素有关。（鼻腔内生赘肉肿块）由于肺胃之经风湿热气血痰浊郁滞凝聚而成。其赘生物呈灰白或溃红色，半透明，表面光滑，单个或多发性，有时有蒂，状如去皮的葡萄。轻者鼻塞气堵，重则鼻大畸形，甚或垂出外鼻孔。中医统称"鼻痔"，中药治以清肺胃之热，佐以活血散结，消痰利窍。也可手术摘除。

⑨ 皂荚子：中药名，辛、温，有毒。润燥通便，祛风消肿。治大便燥结，肠内下血，下痢里急后重，疝气、瘰疬、肿毒、疮癣。

⑩ 许：左右。

⑪ 瘥：好，病愈。

⑫ 梵僧：梵，清净，寂静。婆罗门教指不生不灭的、常住的、无所不在的最高境界或天神。佛教沿用此语，用来称呼与佛教有关的事物，如梵钟、梵音、梵行、梵呗等。僧，佛教名词。音译作"僧伽"，意译"和合""众"，四个以上出家人结合在一起，叫僧伽，就是僧团的意思。后来泛指个别的出家人。

⑬ 止：停止，平息。

喜。即见其女，僧乃取药，色正白，吹其鼻中。少顷①，摘去之。出水黄水，都无所苦。布赏之百金，梵僧曰："吾修道之人，不受厚施，唯乞此息肉。"遂珍重而去，行疾②如飞，布亦意其贤圣也。计③僧去④五六坊⑤，复⑥有一少年，美如冠玉，骑白马，遂扣其门曰："适⑦有胡僧到无？"布遽延⑧入，具述⑨胡僧事。其人吁⑩嗟⑪不悦⑫，曰："马小踠足，竟⑬后于此僧。"布惊异，诘⑭其故。曰："上帝失乐神二人，近知藏于君女鼻中。我天人⑮也，奉帝命来取，不意此僧先取之，当获谴矣。"布衣作礼，斋首⑯而失。

《夷坚志再补·治铅毒方》

唐与正治吴巡检⑰病不得前溲⑱，卧则微通，立则不能涓滴⑲。医遍

---

① 少顷：一会儿，不多时。《吕氏春秋·重言》："少顷，东郭牙至。"陆佃《适南亭记》："俯仰之间，海气浮楼台，野气堕宫阙，云霞无定，其彩五色。少顷百变，殆词人画史不能写也。"

② 疾：快速。

③ 计：估计。

④ 去：离去。

⑤ 坊：a. 城市中的住宅区；b. 店铺；c. 工厂，作坊；d. 通"防"，堤防。

⑥ 复：再。

⑦ 适：适才，刚才。

⑧ 遽延：急忙延请。

⑨ 具述：完备叙述。

⑩ 吁：叹气声。

⑪ 嗟：感叹声。

⑫ 不悦：不高兴。

⑬ 竟：竟然。

⑭ 诘：诘问。

⑮ 天人：a. 古指天和人，天道和人道或自然和人为；b. 旧指所谓"天意"和"民意"；c. 指天理和人欲；d. 古代道家谓能顺自然之道的人；e. 旧指才能杰出的人。

⑯ 斋首：整头，整个头脑。

⑰ 巡检：官名。始于宋代。主要设于关隘要地，或兼管数州数县，或管一州一县，以镇压反抗为专责。以武臣为之，属州县指挥。在海南及归峡、荆门等地，则置者巡检使。金、元沿设巡检一官，多限于一县之境。明、清州县均有巡检，多设司于距城稍远之处。

⑱ 前溲：小便。

⑲ 涓滴：小水点。杜甫《倦夜》诗："重露成涓滴，稀星乍有无。"今多用以比喻极小或极少量的东西。如涓滴不漏、涓滴归公。

用通小肠药，不效。唐因问吴："常日服何药？"曰："当服黑锡丹①。"
问："何人结砂？"曰："自为之。"唐洒然悟②曰："是必结砂时铅③不
死，硫黄④飞去，铅砂入膀胱。卧则偏重，犹可溲，立则正塞水道，以
故不能通。"令取金液丹⑤三百粒，分为十服，煎瞿麦⑥汤下之。膀胱得
硫黄，积铅成灰，从水道下，犹累累如细砂，病遂愈。

《三国志·方技传》注

《佗别传》："又有妇人长病经年⑦，世谓寒热注病者，冬十一月中，
佗令坐石槽中，平旦⑧用寒水汲灌，云当满百。始七八灌，会战欲死，
灌者惧，欲止。佗令满数。将至八十灌，热气乃蒸出，嚣嚣⑨高二三
尺。满百灌，佗乃使然火温牀，厚覆⑩，良久汗洽⑪出，著粉，汗燥
便愈。

《三国志·方技传》注

《佗别传》："又有人病腹中半切痛，十余日中，鬓眉堕落"。佗曰：

---

① 黑锡丹：方剂名，由金铃子、葫芦巴、木香、附子、肉豆蔻、破故纸、沉香、茴香、
阳起石、肉桂、黑锡、硫黄等药组成。其中以黑锡、硫黄二味为主药。具有温壮下元，镇纳
浮阳的功用，用以真阳衰微，阴寒内盛、肾气摄纳无权、浊阴从而上泛以致痰壅气喘、上盛
下虚、汗出肢厥、脉沉微；寒疝腹痛，阳痿精冷，女子血海虚寒等证。

② 悟：醒悟，领悟。

③ 铅：化学元素。熔点327.5℃，比重11.344，主要存于方铅矿和白铅矿之中。经煅熔
烧得硫酸铅和氧化铅，再还原即得金属铅。

④ 硫黄：中药名。酸温有毒，外用杀虫止痒，内服壮阳通便。多用于疥癣、湿疹、皮肤
瘙痒证，另还可用于肾衰竭，下元虚冷、便秘等。

⑤ 金液丹：方剂名。

⑥ 瞿麦：中药名。苦寒品，利水通淋，用于小便短赤，淋漓涩痛。本品具有清热利湿，
通利小便的作用，是治疗淋症的常用药物。多与木通，滑石配合使用。

⑦ 经年：超过一年。

⑧ 平旦：犹平明。《孟子·告子上》："平旦之气。"骆宾王《帝京篇》："三条九陌丽
（一作凤）城隈，万户千门平旦开。"

⑨ 嚣嚣：喧嚣的声音。《诗·小雅·车攻》："选徒嚣嚣。"毛传："嚣嚣，声也。"

⑩ 厚覆：厚厚地覆盖。

⑪ 洽：沾湿，湿润。

"是脾半腐，可刳①腹养治也。"使饮药令卧，破腹就视，脾果半腐坏。以刀断之，刮去恶肉，以膏傅②疮，饮之以药，百日平复。

《三国志·方技传》注

又有一郡守③病，佗以为④其人盛怒⑤则差⑥，乃多受其货⑦而不加治，无何⑧弃去，留书骂之。郡守果大怒，令人追捉杀佗。郡守子知之，属使勿逐⑨。守瞋⑩怒⑪既甚，吐黑血数升而愈。

---

① 刳：剖，剖开，挖空。

② 傅：涂傅，涂敷。

③ 郡守：官名。始置于战国时，初为武职，防守边郡。后逐渐成为地方长官。秦统一全国后，以郡为最高的地方行政区划，每郡置守，掌治其郡。汉景帝时改称太守。

④ 以为：认为。

⑤ 盛怒：大怒。

⑥ 差：通"瘥"，病愈。

⑦ 货：财物。

⑧ 无何：不多时，不久。

⑨ 逐：追逐。

⑩ 瞋：睁大眼睛瞪人。

⑪ 怒：恨，恚怒。

第五章 术以仁行

《广阳杂记》卷四

予寓①维扬②时，听望文谈崔默庵医学。默庵，太平③县人。余寓白云观④时，闻镏一庵数道⑤其人，述其医多神验，而望文尝从之学医。有《时疫流行与伤寒不同方论》一书，实前人所未发。有一少年新娶，未几⑥发疹⑦，偏身皆肿，头面如斗。诸医拱手，延默庵诊之。默庵凡⑧诊一症，苟⑨不得其情，必相对数日，沉思数问，反复诊视，必得其因而后已。诊此少年时，六脉⑩平和，惟少⑪虚耳，骤⑫不得其故，沉思久

---

① 寓：寄居，居住。

② 维扬：旧扬州府别称。《书·禹贡》："淮海惟扬州。""惟"通"维"。庾信《哀江南赋》："淮海维扬，三千余里。"后因截取二字以为名。唐刘希夷《江南曲》："潮平见楚甸，天际望维扬。"又："维扬吴楚城。"杜甫《奉寄章十侍御》诗："淮海维扬一后人，金章紫绶照青春。"明初曾置维扬府，后改扬州府。

③ 太平：县名。在安徽省南部，黄山北麓、青弋江上游。唐置县。

④ 白云观：道教全真道著名丛林之一。在北京市，原名"天长观"，创建于唐玄宗开元二十七年（739）。金明昌三年（1192）重建；泰和三年（1203）改名"太极宫"。元太祖安置长春真人丘处机于此，改名"长春宫"。明洪武二十七年（1394）改为今名。内有丘祖殿，为丘处机遗骨埋葬处。现存建筑，多为清代重修。

⑤ 数道：多次称道。

⑥ 未几：不久，没多时。《晋书·魏咏之传》："始为仲堪之客，未几，竟践其位。"

⑦ 疹：皮肤病变。疹子，即出现在皮肤上的斑疹、丘疹等的统称。如麻疹、猩红热等传染病发病后在皮肤上出现的疹子。

⑧ 凡：大凡。

⑨ 苟：假如。

⑩ 六脉：指左右寸、关、尺六脉。

⑪ 少：稍。

⑫ 骤：一下子。

之，肩舆①远道，时已饥饿，即在病者榻②前，设馔③对食，见病者以手擘目④，看其饮啖⑤，盖目眶尽肿，不可开合也。问曰："女思食否？"曰："甚思。奈医者皆戒予勿食何也？"崔曰："此症何碍于食！"遂命之食，而饮啖甚健，愈⑥不解。久之，视其室中牀厨桌椅，举室皆新，漆气熏人，忽大悟曰："予得之矣。"亟命别迁⑦一室，以⑧螃蟹数斤，生捣遍敷体上。不一二日，肿消疹见，则极顺之症也。盖其人为漆所咬，他医皆不识云。

《夷坚支癸·滑世昌》

鄂州都统司⑨医官滑世昌，居于南草⑩市，家赀⑪巨万，而行医以救人为心，鄂州称其盛德。淳熙⑫十四年十一月，梦有客来访，车骑其都，通为城隍神王。既入坐，谈话之次⑬。云："此拜明日有非常大灾，民罹非命，君家亦当堕此厄中。以君平时用心慈仁，多所济活，阴功昭著，上帝敕我救尔一家，但货财不可得耳！"滑拜谢，且伸愁⑭祷云："正获幸免，若资蓄荡然⑮，则举家狼狈，与死一也。"神曰："此却易

---

① 肩舆：轿子。李绅《入扬州郭》诗："自缘多病喜肩舆。"也叫平肩舆。《晋书·王献之传》："尝经吴郡，闻顾辟疆有名园，先不相识，乘平肩舆径入。"

② 榻：矮床。

③ 馔：a. 陈设或准备食物；b. 食物，多指美食。

④ 擘目：用拇指分开眼目。

⑤ 啖：吃。

⑥ 愈：更加。

⑦ 别迁：另外迁居。

⑧ 以：用。

⑨ 都统司：官名。a. 隋称尚书省为都省，置左、右司，称为都司。都司置左、右司郎中各一人，品同诸曹郎，掌省之权；b. 元明都指挥使司为一省掌兵的最高机构，简称都司。清代为绿营军官职，位次于游击，为正四品武官，分领营兵。凡都司之为副将总理营务者，统称都司。

⑩ 南草：地名。

⑪ 赀：通"资"，资财，钱财。

⑫ 淳熙：宋孝宗年号（1174—1189）。

⑬ 次：量词，表示动作的次数。

⑭ 伸愁：展开，扬。

⑮ 荡然：败坏的样子。

辨，绝不致馁①冻。"恍然而觉，闻楼鼓已五更，呼告其妻。妻亦梦如是，深以为忧。至旦②，天大风斗寒，滑方朝食，汉阳武八官招之视疾。绝③江往来，到家已昏暮。夜未半，火作于市，滑居烈焰中，生生之具，悉④为灰烬。念阖门⑤十口，无计可脱。忽有壮夫数十辈⑥，着紫衣，突入，邀上轿。滑渭为州兵至，出望，但见轿十乘，排列火边，驱家人登之……俄风雪大作，适⑦路有空屋，趋⑧避于中。相看如痴⑨，莫知所以。黎明，人轿皆不见，顾⑩南市旧居，悉为瓦砾之场矣。掇⑪剔⑫埃⑬煤⑭中，得碎银三十余两，始悟"不致冻馁之说。夫妇儿女仆妾悉无恙。旋僦⑮小宅于城中，医道复振。初，滑为医药饭食（原注：叶本无以上三字。）官，会岁荒疫，凡伤寒⑯有危证者，自指钱药拯疗，赖以全安者不胜计，故蒙此报云。"

---

① 馁：饥饿。《左传·僖公二十五年》："昔赵衰以壶飧从径，馁而弗食。"杜预注："馁，饿也。"

② 旦：天明，早晨，与"暮"相对。《木兰诗》："旦辞爷娘去，暮宿黄河边。"

③ 绝：穿过，越过。

④ 悉：全部。

⑤ 阖门：犹阖门阖户，即关闭门户。阖，a.门扇。《尔雅·释宫》："阖谓之扉。"《礼记·月令》："［仲春之月］是月也，耕者少舍，乃修阖扇。"郑玄注："耕事少间，而治门户也。用木曰阖，用竹苇曰扇。"亦指门。《管子·八观》："间闬不可以毋（无）阖。"b.关闭。《后汉书·邓骘传》："检敕宗族，阖门静居。"

⑥ 数十辈：辈放在数字后面，表示同类的人或物的多数。

⑦ 适：恰适，刚好。

⑧ 趋：急忙。

⑨ 痴：傻。

⑩ 顾：回过头来看。

⑪ 掇：拾取。《诗·周南·芣苢》："薄言掇之。"毛传："掇，拾也。"

⑫ 剔：挑，剔除。唐彦谦《无题》诗："满园芳草年年恨，剔尽灯花夜夜心。"

⑬ 埃：尘埃。李商隐《临发崇让宅紫薇》诗："秋庭暮雨类轻埃。"

⑭ 煤：烟熏所积的黑灰。

⑮ 旋僦：旋即租赁。僦，租赁，雇。

⑯ 伤寒：中医学病名。有广义、狭义之分。广义的泛指一切热性病。如《素问·热论》："今夫热病者，皆伤寒之类也。"《难经·五十八难》"伤寒有五：有中风，有伤寒，有湿温，有热病，有温病。"狭义的仅指风寒之邪侵袭人体体表而成的疾病，证见头痛项强、恶寒发热、骨节疼痛、无汗脉紧等。

《夷坚三志辛·席天佑病目》

乐平①席天佑，父衮，精于医。尝从刘武忠军中，天佑采用兵之势，一寓②于棋，遂成绝艺。淳熙③六年冬，醉卧僧床，赋一诗云："霜侵古屋月侵商，拨尽寒灰夜未央④。仗剑起看吴楚分，将星⑤今见几分光。"饿得目疾，经岁后不复见物，凡⑥十年。自省⑦元⑧无大恶，何以至于此极。一夕，梦一秃翁为其徒乞命，席曰："我病废待尽，不握生死之柄，胡为⑨而出此言？"谢之使去。翁曰："若能置念⑩，目眚⑪可瘳⑫。"翌早⑬，见渔人负担过门，问其何物，皆虾蛤螺蟹之属也，顿悟梦告，悉买之，使童纵于江中。双目已有明意。叹曰："梦岂欺我！"为善愈力，才数月，眸子瞭然⑭。天佑医术不减其父。庆元⑮三年，邑胥周恂病⑯风，人皆以死证，共邀视之。佑曰："左已瘫，右已缓，何计之可为！幸犹早一月，大药尚可及也。"遂探囊取三药，指其一曰："服此一旬⑰，口当能言。"指其二曰："服此，手且能运掉⑱。"指其三

---

① 乐平：郡名。县名。
② 寓：寄，寄托。
③ 淳熙：宋孝宗年号（1174—1189）。
④ 未央：a. 未尽，未已。《诗·小雅·庭燎》："夜如何其，夜未央。"《楚辞·离骚》："及年岁之未晏兮，时亦犹其未央。"王逸注："央，尽也。"杜甫《章梓州橘亭饯窦少尹》诗："主人送客何所作，行酒赋诗殊未央。"b. 汉宫名。遗址在今陕西西安市西北郊汉长安故城内西南隅。
⑤ 将星：渐进。
⑥ 凡：共。
⑦ 省：反省。
⑧ 元：原。
⑨ 胡为：为何？
⑩ 置念：抛开，搁开，废置。
⑪ 目眚：a. 眼睛上长膜；b. 过失；c. 灾祸；d. 疾苦。
⑫ 瘳：a. 病愈；b. 损失，损害。
⑬ 翌早：第二天一早。
⑭ 眸子瞭然：眼珠明瞭的样子。
⑮ 庆元：宋宁宗年号（1195—1200）。
⑯ 病：名词作动词，患病。
⑰ 旬：十日为一旬。
⑱ 运掉：摆动，摇动。

曰："服此一旬，足且能移步。俟三者既效，当别告汝。"恂妻奉所戒，尽如其言。复迎之，求所谓常饵者，笑曰："吾技止此耳。病势既退，但调和气血以平之。"恂意其有靳①，扣请不已。天佑曰："果欲知常饵乎？汝出入公门②，当用方便③一味，切忌鬻④狱舞文，贪顾财物，此真神仙上方，能常服之，则疾永不作矣。"恂顿首⑤受教，旋执役如初。一日，相遇于市，恂曰："感君再生之恩，恨无以报，如县道有使令，愿效犬马。"天佑责之曰："汝忘我语，故态复作耶！"恂愧谢而退。

《夷坚甲志·王李二医》

李医者，忘其名，抚州⑥人。医道大行，十年间，致⑦家赀⑧巨万。崇仁县⑨富民病，邀李治之，约以钱五百万为谢。李拯疗旬日，不少差，乃求去，使别呼医，且曰："他医不宜用，独王生可耳。"时王、李名相甲乙，皆良医也。病者家亦以李久留不效，许其辞。李留数药而去。归未半道，逢王医。王询李所往，告之故。王曰："兄犹不能治，吾技出兄下远甚，今往无益，不如俱归。"李曰："不然。吾得其脉甚精，处药甚当，然不能成功者，自度运穷不当得谢钱耳，故告辞。君但一往，吾所用药悉与君，以此治之必愈。"王素敬李，如其戒。既见病

----

① 靳：通"听"，嘲笑，奚落。《左传·庄公十一年》："宋公靳之。"杜预注："戏而相愧曰靳。"

② 公门：古称国君之外门，中门为"公门"。《礼记·曲礼上》："大夫、士下公门。"《史记·张释之冯唐列传》："太子与梁王共车入朝，不下司马门，于是释之……劾不下公门不敬，奏之。"后泛指公置。《五灯公元》卷十七（慧南禅师）"师曰：'一字入公门，九牛车不出'。"

③ 方便：便利。如与人方便。《京本通俗小说·冯玉梅团圆》："好行方便，救了许多人性命。"

④ 鬻：卖。

⑤ 顿首：叩头，头叩地而拜。古代九拜之一。《周礼·春官·大祝》："辨九拜，一曰稽首，二曰顿首。"后通用作下对上的敬礼。

⑥ 抚州：地名。

⑦ 致：招致。

⑧ 赀：通"资"，资财，钱财。

⑨ 崇仁县：县名。在江西省中部，抚河支流崇仁水流贯，浙赣铁路支线经过境内，隋置县。

者，尽用李药，微易汤，使次第以进。阅①三日有瘳②。富家大喜，如约谢遣之。王归郡③，盛具享④李生曰："崇仁之役，某略无力，皆兄之教。谢钱不敢独擅，今进其半为兄寿。"李力词（辞）曰："吾不应得此，故主人病不愈。今之所以愈，君力也，吾何功？君治疾而吾受谢，必不可。"王不能强。他日，以饷遗为名，致物几千缗⑤，李始受之。二人本出庸人，而服义重取予如此，士大夫或有所不若也。今相去数十年，临川⑥人犹喜道其事。

《夷坚甲志·李八得药》

政和⑦七年，秀州⑧魏塘镇李八叔者，患大风三年，百药不验。忽有游僧来，与药一粒令服。李漫⑨留之，语家人曰："我三年间，化主留药多矣，何尝有效！"不肯服。初，李生未病时，诵大悲观音菩萨满三藏⑩，是夜，梦所惠⑪药僧告之曰："汝尚肯三藏价诵我，欲不肯服我药。"既寤，即取服之。凡七日，遍身皮如脱去，须眉皆再生。

---

① 阅：经历。

② 瘳：病愈。

③ 郡：古代的行政区域。

④ 享：进献。

⑤ 缗：mín，穿铜钱的绳子。引申为成串的铜钱。古代一千文为一缗。沈括《梦溪笔谈》卷一一："可益二十万缗。"（益：增加）。

⑥ 临川：郡县名。三国吴太平二年（257），分豫章郡置。治所在南城（今县东南）。辖境相当今江西抚州市以南的盱江及宜湟水流域，西至乐安县境。西晋移治临汝（今抚州市西）。隋开皇九年（589）废。大业及唐开宝，至德时又曾改抚州为临川郡。（县：汉置临汝县，隋改临川县。）

⑦ 政和：宋徽宗年号（1111—1118）。

⑧ 秀州：州名。五代时（939），吴越置。治所在嘉兴（今县）。辖境相当今浙江杭州湾以北（海宁县除外），桐乡县以东地区及上海市所辖吴淞江以南诸县地。宋庆元元年（1195）升为嘉兴府。州境滨海，宋时曾在境内置市舶司。

⑨ 漫：随便。

⑩ 三藏：佛教经典的总称。梵文 TriPitaka 的意译。"藏"指收藏的筐箧。共分为：a. 素恒缆藏，意译为经；b. 毗奈耶藏，意译为律（戒律）；c. 阿毗达摩藏，意泽为论（论述或注解）。共为三类，故名。由此，对通晓三藏的僧人，尊称为三藏法师，或简称三藏。

⑪ 惠：恩惠，给予好处。

《夷坚支庚·武女异疾》

鄂州①富商武邦宁，启大肆②，货③缣帛，交易豪盛，为一郡之甲。其次子康民，读书为士人。使长子斡蛊。长子有女，勤于组纴④，常至深夜始寝。干道七年，得奇疾。方⑤与母同饭啜⑥羹⑦，忽投箸⑧称痛，宛转⑨不堪忍，俄⑩又称极痒。母问其处，不能指言。历数月，求巫医数十，极治悉⑪不效。次年春，一客结束⑫如道人状，人于肆饮茶，闻其声，谓武生曰："彼何人？"曰："吾女也。"问："寻常呻吟时更作何声？"曰："似云丁当者。"客曰："吾谈笑间可治，须一人视之。"武生疑其有所觊⑬，姑谢之曰："日已暮，明旦可矣。"客讶其缓，武别设词以对。旦而复来，武曰："女子夜来却定叠，俟⑭其疾作，当烦先生。敢问所止。"曰："我只在享头，可令一童相随去。"享头者，南市邸店也。遂揖而起。才出门，女大叫，盖因食烧猪而痛作。遽延⑮客入，望见即言："面色正青，我知之矣！"俯就地拾物一小块，如土如石，使磨屑调与饮，又于腰间袋内取药两钱匕⑯，使授擦左股痛处。药未尽，

---

① 鄂州：地名。州、路名。隋开皇九年（589）改郢州为鄂州。治所在江夏（今武汉市武昌）。唐辖境相当今湖北武汉市长江以南部分。黄石市和咸宁地区。宋以后逐渐缩小。元至元十四年（1277）改为路。

② 肆：铺子。

③ 货：卖。

④ 组纴：泛指纺织，常"织纴""纴织"连用。组，编织。纴，绕线。

⑤ 方：正。

⑥ 啜：饮，喝。

⑦ 羹：用肉或菜调和五味做成带汤的食物，和"菜汤"不同。

⑧ 箸：筷子。

⑨ 宛转：犹辗转。《楚辞·哀时命》："愁修夜而宛转兮"。王逸注："言已心忧，宛转而不能卧。"

⑩ 俄：顷刻，片刻。俄而，不久。

⑪ 悉：全都。

⑫ 结束：犹"束发"，装束，打扮。

⑬ 觊：a. 安静；b. 庄重恭谨的样子。

⑭ 俟：等待。

⑮ 遽延：急忙，延请。

⑯ 两钱匕：古代的重量单位。

一铁针隔皮跳出，头未皆秃锐。女神志顿清，乃道所苦之因，曰："向来灯下缝裳失针，寻觅不见，便觉股内有物钻攻，流转四体。才吃饮食滋味稍浓者，辄①大痛，搅刺上下，到股即止。想是当时着针去处。今既取了，已恬然②无事。"即日平安。武氏原谢客，但肯受十之一二。康民者，与张寿朋善，其年秋，寿明赴竟陵守，过鄂渚，闻其说。

《夷坚三志辛·观音救目疾》

淳熙③五年，饶④信二州都巡检⑤罗生，须次于城下，其一子曰森，时时入城，从王秀才为学。是岁初夏间，大水汨漫邑⑥市，罗所居悉堕洪流中。畏为淫潦扇灾，候王氏西边书院，暂挈⑦其家寓处。一婢曰来喜，目障交蔽⑧，久益⑨不见物。甫⑩列王氏，当夜一僧唤曰："贺汝有缘，苟不至此，终身定为废疾，我故携药救汝。"即授以瓯⑪。婢喜接而饮之。僧曰："可无虑也。"婢便觉目肿瞭然⑫，初无所碍，遂问僧曰："大师是何处僧？"僧曰："不须问我，我住汝家久矣。我闻汝声音之苦，誓心相救。"语罢，失其所之。天欲明，婢双眸炯然⑬，全复其

---

① 辄：常常，就。

② 恬然：心神安适的样子。

③ 淳熙：宋孝宗年号（1174—1189）。

④ 饶：即饶州，州、路、府名。隋开皇九年（589）置州，治所在鄱阳（今江西波阳）。唐辖境相当今江西鄱江，信江两流域（婺源、王山除外）。元至元中升为路，明初改鄱阳府，不久又改饶州府。

⑤ 都巡检：官名。

⑥ 邑：a. 古称国为邑。《左传·桓公十一年》："君次于郊郢，以御四邑。"b. 京城，《诗·商颂·殷武》："商邑翼翼，四方之极。"c. 泛指一般城市。大曰都，小曰邑。《荀子·富国》："入其境，其田畴秽，都邑露，是贪主已。"《宋书·周朗传》："办骑卒四十万而国中不扰，取谷支二十岁而远邑不惊。"

⑦ 挈：引申为带着，领着。

⑧ 蔽：遮蔽。

⑨ 益：更加。

⑩ 甫：a. 才，方；b. 开始，起初。

⑪ 瓯：盆盂一类的瓦器。《急救篇》卷三颜师古注："瓯，小盆也。"《宋史·邵雍传》："脯时酌酒三四瓯。"

⑫ 瞭然：明瞭的样子。

⑬ 炯然：炯炯有神的样子。

旧。众惊顾①，争来咨扣②，具以所梦言于人。罗后以告王秀才，备道于母夫人，母曰："是吾家观音也。吾家敬奉之，有疑则卜③，厥应如响。"罗呼妾诣④佛堂斋戒拜谢，至今犹存。

《夷坚丁志·武唐公》

武唐公者，本阆州僧官，嗜酒亡赖⑤。尝夜半出扣⑥酒家求活，怒⑦酒仆启户迟，奋拳挝⑧其胸，立死。踰⑨城亡命，迤逦至台州⑩国清寺，自称武道人。素精医技，凡能拯疗用药皆非常法，又必痛饮斗余，大醉跌宕⑪，方肯诊视，然疾者辄愈⑫，后浪游衢州⑬江山⑭县，豪族颜忠训之妻毛氏，孕二十四月未育。武乘醉欲入视，颜曰："道人醉矣，须明旦可乎？"武曰："吾自醉尔，病人不醉也。"遂入，又呼酒数升，乃言曰："贤室非妊娠，所感甚异，幸其物未出，设更半月，殆⑮矣。吾请言其证：平生好食鸡，每食必遣婢缚生鸡于前，徐⑯观其死，天明一饱食，终日不复再饭，审如是乎？"

---

① 顾：回顾。

② 咨扣：咨询，扣询。

③ 卜：占卜。

④ 诣：到……去。

⑤ 亡：通"无"。

⑥ 扣：通"叩"，敲打。

⑦ 怒：使动词。

⑧ 挝：用刀剑刺。

⑨ 踰：越过，超过。

⑩ 台州：州、路、府名。唐武德五年（622）改海州为台州，以境北天台山得名。治所在临海（今县）。境辖相当今浙江临海、黄岩、温岭、仙居、天台、宁海、象山等县地。元改为路，明改为府。

⑪ 跌宕：放荡，不受拘束。

⑫ 辄愈：常常病就好了。

⑬ 衢州：州、路、府名。唐武德四年（621）置州，以境内有三衢山得名。治所在信安（咸通中改为西安，今衢县）辖境相当今浙江衢县、常山、江山、开化四县地。元改为路，明改为府。

⑭ 江山：县名，在浙江省西部，钱塘江上游江山港流域。邻接江西、福建两省。五代吴越改江山县。

⑮ 殆：危险。

⑯ 徐：慢慢地。

《史记·扁鹊仓公列传》

扁鹊过虢①，虢太子死，扁鹊至虢宫门下，问中庶子喜方者曰："太子何病，国中治穰②过于众事？中庶子曰："太子病血气不时③，交错而不得泄④暴发于外，则为中害⑤。精神⑥不能止邪气，邪气蓄积而不得泄，是以阳缓而阴急⑦，故暴蹶⑧而死。"扁鹊曰："其死何如时⑨？"曰："鸡鸣⑩至今。"曰："收⑪乎？"曰："未也，其死未能半日也。"言臣齐勃海秦越人也，家在于郑，未尝得望精光⑫侍谒⑬于前也。闻太子不幸而死，臣能生⑭之。中庶子曰："先生得无诞之乎⑮？何以言太子可生也！臣闻上古之时，医有俞跗⑯，治病不以汤液醴洒⑰，镵石挢引⑱，

---

① 虢：古国名称。

② 治穰：即举行祈祷。治，举行，举办。穰，作"禳"，指求福消灾的活动。

③ 不时：不能按时运行。

④ 泄：疏泄，发散。

⑤ 中害：体内的病变。

⑥ 精神：指人体的正气。

⑦ 阳缓而阴急：指阳脉弛缓，阴脉拘急。

⑧ 暴蹶：突然昏厥，不省人事。

⑨ 何如时：什么时候。

⑩ 鸡鸣：古代时辰名称。相当于凌晨1—3时。古时将一天分为十二个时辰，即：夜半、鸡鸣、平旦、日出、食时、隅中、日中、日昳、晡时、日入、黄昏、人定。

⑪ 收：收殓。

⑫ 精光：指面部的神采光泽。

⑬ 侍谒：侍奉进见。

⑭ 生：使之生。

⑮ 得无诞之乎：该不是哄骗我吧？得无……乎；莫不是……吧；该不是……吧。诞，荒诞，用作动词，作"哄骗"讲。

⑯ 俞跗：传说上古时的名医。

⑰ 汤液醴洒：即汤剂，酒剂。

⑱ 镵石挢引：即镵针砭石，导引，古代一种体育疗法。

案扤毒熨①，一拨见病之应②，因③五藏之输④，乃割皮解肌⑤，诀脉⑥结筋⑦，搦⑧脑髓，揲荒爪幕⑨，湔浣⑩远肠胃，漱涤⑪五藏，练精易形⑫。先生之方能若是⑬，则太子可生也；不能若是而欲生之，曾⑭不可以告咳婴之儿⑮。终日，扁鹊仰天叹曰："夫子之为方也，若以管窥天，以郄视文⑯越人之为方也，不待切脉、望色、听声、写形⑰，言病之所在。闻病之阳，论得其阴⑱；闻病之阴，论得其阳。病应见于大表，不出千里，决者至众，不可曲止也，子以吾言为不诚，试入诊太子，当闻其耳鸣而鼻张⑲，循其两股以至于阴⑳，当尚㉑温也。"

中庶子闻扁鹊言，目眩然而不瞚㉒，舌挢然而不下㉓，乃以㉔扁鹊言

① 案扤毒熨：案，通"按"。扤，通"玩"。毒熨，用药物熨帖。毒，药物。熨，透传热力作用的一种外治法。
② 一拨见病之应：一进行诊察就知疾病的所在。应，感应。
③ 因：顺着。
④ 输：同"腧"，穴位。
⑤ 解肌：剖开肌肉。
⑥ 诀脉：疏导经脉。
⑦ 结筋：结扎筋腱。
⑧ 搦：按。
⑨ 揲荒爪幕：触动膏肓。荒，通"肓"，心下膈上的部位。爪，通"抓"。幕，通"膜"，梳理膈膜。
⑩ 湔浣：洗涤。
⑪ 漱涤：洗涤。
⑫ 练精易形：修炼精气，变换形体。
⑬ 若是：像这样。
⑭ 曾：简直。
⑮ 咳婴之儿：刚会笑的小儿。咳，婴儿的笑声。
⑯ 以管窥天，以郄视文：从竹管里看天，从缝隙里看文采。比喻见识浅陋。郄，同"隙"。文，同"纹"。
⑰ 写形：审察病人的形志。
⑱ 闻病之阳，论得其阴：诊察只要观察到病的阳分，就能推论到病的阴分。即由表及里，由此及彼的意思。
⑲ 鼻张：鼻翼搧动。
⑳ 以至于阴：一直到阴部。以至于，一直到。阴，阴部。
㉑ 当尚：一定还。
㉒ 目眩然而不瞚：眼睛昏花而不能瞬动。眩然，眼睛昏花的样子。瞚，同"瞬"，眨眼。
㉓ 舌挢然而不下：舌头翘起而不能放下。挢然，翘起的，举起样子。此句表示惊异的神态。
㉔ 乃以：于是把。

入报虢君，虢君闻之大惊，出见扁鹊于中阙①，曰："窃②闻高义③之日久矣，然未尝得④拜谒于前也。先生过小国，幸而举之⑤，偏国寡君幸甚。有先生则活，无先生则弃捐⑥填沟壑⑦，长终而不得反⑧。"

言未卒⑨，因嘘唏⑩服臆⑪，魂精泄横⑫，流涕⑬长潸⑭，忽忽⑮承睫⑯，悲不能自止，容貌变更。扁鹊曰："若太子病，所谓'尸蹶⑰'者也。夫以阳入阴中，动胃缠缘，中经维络，别下于三焦⑱，膀胱⑲，是以阳脉下遂，阴脉上争，会气闭而不通，阴上而阳内行，下内鼓而不起，上外绝而不为使，上有绝阳之络，下有破阴之纽，破阴绝阳，色废脉乱，故形静如死状。太子未死也。夫以阳入阴支阑藏者生，以阴入阳支阑藏者死。凡此数事，皆五藏蹶中之时暴作也。良工取之，拙者疑殆。"

---

① 中阙：宫廷门楼前的通道。阙，宫廷中对称的门楼。
② 窃：表谦副词。
③ 高义：崇高的德行。
④ 得：能够。
⑤ 举之：抬举我。
⑥ 捐：抛弃。
⑦ 填沟壑：死后埋入山谷中。壑，山谷。
⑧ 反：返回，回生。
⑨ 卒：完毕，终了。
⑩ 嘘唏：哭泣时抽噎、哽咽。
⑪ 服臆：因悲伤而气满郁结。服，通"愊"。《广雅》："愊，满也"。
⑫ 魂精泄横：精神散乱恍惚。魂精，精神。泄，散。横，纵横。
⑬ 涕：眼泪。
⑭ 长潸：长时间地流泪。司马贞索隐曰："长潸，谓长垂泪也。"
⑮ 忽忽：泪珠滚动的样子。
⑯ 承睫：（泪珠）挂在睫毛上。睫，同"睫"，睫毛。
⑰ 尸蹶：昏倒假死，其状如尸，古病名，一种假死的病证。
⑱ 三焦：中医学名词。a. 六府之一。主要功能为疏通水道与主持气化。《素问·灵兰秘典论》："三焦者，决渎之官，水道出焉。"明·张景岳注："决，通也。渎，水道也。"《难经·三十八难》称三焦有"主持诸气"的作用；b. 以胸膈部、上腹部及脐腹部的藏器组织分三焦。《难经·三十一难》唐杨玄操注："自膈以上，名曰上焦；自齐（脐）以上，名曰中焦；自齐以下，名曰下焦。"
⑲ 膀胱：中医学名词。六府之一，俗称尿脬，是贮存和排泄小便的器官。《内经》喻"州都之官"，即形容膀胱为水液聚集的地方，具有排尿作用。

扁鹊乃使弟子子阳砺针砥石①，以取外三阳五会②。有间③，太子苏，乃使子豹为五分之熨④，以八减之齐和煮之⑤，以更熨⑥两胁下。太子起坐。更适阴阳⑦，但服汤二旬而复故⑧。故天下尽以扁鹊为能生⑨死人，扁鹊曰："越人非能生死人也，此自当生者，越人能使之起⑩耳。"

《史记·扁鹊仓公列传》

扁鹊过其，齐桓候客之⑪。入朝见，曰："君有疾在腠理⑫，不治将深。"桓候曰："寡人无疾。"扁鹊出，桓候谓左右曰："医之好利也，欲以不疾者为功⑬。"后五日，扁鹊复见，曰："君有疾在血脉，不治恐深。"桓候曰："寡人无疾。"扁鹊出，桓候不悦。后五日，扁鹊复见，曰："君有疾在肠胃间，不治将深。"桓候不应。扁鹊出，桓候不悦。后五日，扁鹊复见，望见桓候而退走。桓候使人问其故，扁鹊曰："疾之居腠理也，烫熨之所及也；在血脉，针石之所及也；其在肠胃，酒醪⑭之所及也；其在骨髓，虽司命⑮无奈之何⑯。"今在骨髓，臣是以无请⑰也。后五日，桓候体病，使人召扁鹊，扁鹊已逃去。桓候遂死。

---

① 砺针砥石：即磨制针石。砺、砥，都是磨的意思。石，砭石，古代医用石针。
② 三阳五会：即百会穴，在头顶中央凹陷处，古称三阳五会穴。
③ 间：一会儿。
④ 五分之熨：以药熨病，温暖之气深入体内五分的熨法。
⑤ 以八减之齐和煮之：拿八减剂的药物混合起来，进行煎煮。
⑥ 更熨：更换地熨敷。
⑦ 更适阴阳：再进一步调适阴阳。
⑧ 复故：恢复原来的样子。
⑨ 生：使……生。
⑩ 起：振作起来。
⑪ 客之：意动词，以之为客。
⑫ 腠理：皮肤、肌肉和藏府的纹理，此指皮肤与肌肉交接处。
⑬ 欲以不疾者为功：想靠医治没有病的人来显示本领、窃取功利。
⑭ 酒醪：药酒或酒剂。
⑮ 司命：古代神话传说中掌管人生死的神。
⑯ 无奈之何：对它没有什么办法。
⑰ 无请：不敢主动请求（为桓候）治病。请，副词，表敬，请求。

《针灸甲乙经·序》

仲景见侍中①王仲宣②时，年二十余，谓曰："君有病，四十当眉落，眉落半年而死。"令服"五石汤③"可免。仲宣嫌其言忤④，受汤勿服。居三日见仲宣谓曰："服汤否?"仲宣曰："已服"。仲景曰："色候⑤固⑥非服汤之胗，君何轻命也?"仲宣犹不言。后二十年果眉落，后一百八十七日而死，终如其言。……仲景论广伊尹⑦《汤液⑧》为数十卷，用之多验，近代太医令⑨王叔和⑩撰次⑪仲景选论甚精，指事施用⑫。

① 侍中：官名。秦代开始设置，为丞相属官。两汉沿置。为自列候以下至郎中的加官，无定员。侍从皇帝左右，出入宫廷。初仅伺应杂事，由于接近皇帝，地位逐渐显贵，常代表皇帝与公卿辩论朝政。晋时"侍中"属门下省。南朝时始掌机要，北周时改称纳言，隋代沿用。唐代复称侍中，负责传达皇帝命令，成为门下省的正式长官。北宋时更辅佐皇帝，议大政，掌内传达之事。南宋废除。

② 王仲宣：即王粲。东汉末年的文学家，"建安七子"之一。

③ 五石汤：方剂名。

④ 忤：逆，逆耳。

⑤ 色候：面色证候。

⑥ 固：本来。

⑦ 伊尹：商初的大臣，名伊。尹，官名。商代、西周时期设置，为国王辅弼之官。商初伊尹曾任此职。春秋时期，楚国长官多称尹。秦汉之际，楚官又有左尹、右尹之称。汉代以后，都城的行政长官称尹，有京兆尹、河南尹等。元代州、县长官也称尹。

⑧ 汤液：即《汤液经》亦称《汤液本草》。

⑨ 太医令：官名。主医药之事。

⑩ 王叔和：名王熙。晋代医家，其《脉经》一书是我国第一部脉学专著。总结了西晋以前的脉学知识，把脉象归为二十四种。

⑪ 撰次：编辑整理。次，编次，编排。

⑫ 指事施用：因病施治。

《封氏闻见记·祛恡（怪）》

御史①大夫邓景山为扬州②节度③，有白岑者，善疗发背④。海外有名而深秘其方，虽权要求者皆不与真本。景山常急之。会⑤岑为人所讼，景山故令深加按劾⑥，以出其方。岑惧死，使男归取呈上。景山得方，写数十本，牓诸衢路⑦，乃宽其狱。

《列子·仲尼》

龙叔谓文挚曰：子之术微矣，吾有疾，子能已⑧乎？文挚曰：唯命所听，然先言子所病之证，龙叔曰：吾乡誉不以为荣，国毁不以为辱，得而不喜，失而弗忧，视生如死，视富如贫，视人如豕，视吾如人，处吾之家如逆旅⑨之舍，观吾之乡如戎蛮⑩之国，凡此众疾，爵赏不能劝，刑罚不能威，盛衰利害不能易，哀乐不能移，固不可事⑪国君，交亲

---

① 御史：官史。秦以前本为史官。汉御史因职务不同，有侍御史、符玺御史、治书御史、监军御史等。东汉有侍御史掌纠察，治书侍御史察疑狱。魏晋南北朝时有督军粮御史、禁防御史、监察御史等。唐代有侍御史、殿中侍御史和监察御史三种，至明清仅存监察御史，分道行使纠察，明代并有分任出巡者，如巡按御史、巡漕御史等。

② 扬州：地名。

③ 节度：官名，节度使。

④ 发背：中医学病名。痈疽生于脊背部位的，统称"发背"，属督脉及足太阳膀胱经。系火毒所致。分阴证、阳证两类，阳证又叫"发背痈""背痈"；阴证又叫"发背疽"。

⑤ 会：正好，恰巧。

⑥ 劾：①审决讼案。《说文·力部》："劾，法有罪也。"段玉裁注："法者，谓以法施之。《吕刑》：'有并两刑'。正义云：'汉世问罪谓之鞫，断狱谓之劾。'"②揭发罪状，如弹劾、参劾。《后汉书·朱晖传》："晖刚为吏，见忌于上，所在多被劾。"

⑦ 衢路：四通八达的道路。

⑧ 已：好。

⑨ 逆旅：客舍。逆，迎，迎止宾客之处。犹后来的旅馆。《庄子·山木》："阳子之宋，宿于逆旅。"《后汉书·黄宪传》："颍川荀淑至慎阳，遇宪于逆旅。"

⑩ 戎蛮：古族名。西戎的一支。亦称蛮氏，戎曼。春秋时分布于今河南省境。周简王元年（前585）随晋侵宋。周景王十九年（前526），楚诱杀戎蛮首领子（爵位）嘉，遂附于楚。周敬王二十九年（前491）为楚所灭。

⑪ 事：事奉。

友，御①妻子，制仆隶，此奚②疾哉：奚方能已③之乎？文挚乃命龙叔背明而立，文挚自后向明而望之，既而④曰：嘻！吾见子之心矣，方寸之地虚矣，几圣人也。子心六孔⑤流通，一孔不达，今以圣智为疾者，或由此乎？非吾浅术所能已也，无所由⑥而常生者道也。

《大唐新语·谀佞》

高宗末年，苦⑦风眩头重，目不能视，则天幸灾逭己志，潜遏绝医术，不欲其愈。及疾甚，召侍医张文仲、秦鸣鹤诊之，鸣鹤曰："风毒上攻，若刺头出少血，则愈矣。"则天帝中怒曰："此可斩！天子头上岂是试出血处耶？"鸣鹤叩头请命，高宗曰："医之议病，理不加罪。且我头重闷，殆⑧不能忍，出血未必不佳。朕⑨意决矣。"命刺之。鸣鹤刺百会⑩及脑户出血。高宗曰："吾眼明矣。"言未毕，则天自帘中顶礼⑪以谢鸣鹤曰："此天赐我师也。"躬负缯宝⑫以遗之。高宗甚愧焉。

《客座赘语·艾千户》

监前西仓巷有艾老者，千夫长也，年至当告替。一子年十六七而屑上有赘瘤，初如豆，已渐长大如拳，触之痛不可忍，父子相抱终日啼。

---

① 御：奉。
② 奚："何"，什么。
③ 已：使……已。
④ 既而：不久之后。
⑤ 六孔：即人身之九窍。
⑥ 无所由：没有……的办法。由，道路，经由。
⑦ 苦：苦于。
⑧ 殆：副词，大概，恐怕。
⑨ 朕：皇帝的自称，我。
⑩ 百会：针刺穴位名称，见《针灸甲乙经》卷三，属督脉。位于头顶中央，当前发际后五寸与后发际前七寸处。主治癫狂、中风、目眩、耳鸣、头痛、脱肛等证。见前解释。
⑪ 顶礼：佛教徒拜佛最尊敬的礼节。头、手、足五体俯伏在菩萨足下叩拜。沈约《为文惠太子礼佛愿疏》："伽蓝精舍，绕足顶礼。"伽蓝：僧寺。后常以"顶礼膜拜"表示极度崇拜。
⑫ 缯宝：缯，丝织品的总称。宝，珠宝。

一日艾老往南门归，至内桥，途遇一道人卖药者，试以子病语之，道人曰："吾能治此。若①家何许，且当诣汝告之。"翌日道人果至，诊其子曰："是不难，第②愈时当谢我二金耳。"艾老许诺，遂出囊中药，以一青线掺之，系于瘤之根。次日又至，又次日再至，语艾老曰："病即愈矣，明日当具③金谢我。"翌日④候之不至，瘤如故，父子又相抱而啼，疑其绐⑤己，病终已不可为也。午饭时，其子方⑥握匕⑦，瘤砉然⑧坠几上，竟无所苦。候道人竟不至。其子以是年赴京袭职归。

《清稗类钞·易三授医术于张老人》

乾隆庚午五月，中丞⑨开某以监司⑩董某言，自沅⑪延入府治病。易椎鲁，虽见达官，不为礼，又医无方饵。中丞意其野而延也。易径归。久之，府中所治病，如其日月之限，皆愈。异之，属董再延入府，将酬之也。易入，府中人无贵贱男女，皆罗拜，疑为仙也。至易出，主董署，延之一饭，不往。强之，乃赴。城中贵官单马葶迎者，亦坚不往，

---

① 若：你，你好。

② 第：副词，但是，只管。

③ 具：备办。

④ 翌日：第二天。

⑤ 绐：欺骗，谎言。

⑥ 方：正。

⑦ 匕：勺、匙类取食物的用具。

⑧ 砉然：皮骨相离声。

⑨ 中丞：官名。汉代御史大夫下设两丞，一称御史丞，一称中丞。因中丞居殿中而得名。掌管兰台图籍秘书，外督部刺史，内领诸御史。受公卿奏事，举劾案章。因负责察举非法，所以又称御史中执法。东汉以后，御史大夫转为大司空，以中丞为御史台长官。唐、宋两代虽然设置御史大夫，也往往缺位，而以中丞代行其职，明代改御史台为都察院，都察院的副都御史即相当于前代的御史中丞。明、清两代常以副都御史或佥都御史出任外省巡抚，清代各省巡抚例兼右都御史衔，因此明、清的巡抚也称中丞。

⑩ 监司：监察地方属吏之官。《后汉书·苏章传》附苏不韦："时魏郡李暠为美阳令，与中常侍具瑗交通，贪暴为民患，前后监司畏其势援，莫敢纠问。"监司之名始于此。汉以后又常用来称呼刺史。宋置转运使和提点刑狱监察各路官吏，始以监司为通称。元廉访使，明按察使及按察分司，因掌管监察，亦称监司。清代通称督察府、州、县的大吏布政使，按察使及各司道、道员为监司。

⑪ 沅：县名。在湖南省北部。

必治病乃赴。开酬白金二十两，不受。九月初，辞董登舟，风逆不得去。市人知者，群延之治病，日阅数十人。每行市，步履如飞，观者拥左右，呼易神仙。

《清稗类钞·喻嘉言以医名于时》

常熟北城外多败屋，率①停柩，嘉言居其地。偶见一棺似新厝②者，而底缝流血若滴，大惊，问之于其邻，则曰："顷③其邻妇死，厝棺于此。"嘉言亟觅其夫，语之曰："汝妇未死。凡人死者血黯，生者血鲜。吾见汝妇棺底流血甚鲜，可启棺速救也。"盖妇实以临产昏迷一日夜，夫以为死，故殡④焉。其夫闻言，遂启棺。诊妇脉，未绝，乃以胸间针之，针未起，而已呱呱作声，儿产，妇亦起矣。夫乃负妇抱儿归。

《清稗类钞·喻嘉言以医名于时》

嘉言之治疾也，尤加意贫人，常于药笼中贮白金三星或四五星，有贫人就医者，则语之曰："归家须自检点，乃可煮也。"其人如其言，得金，若天赐，药未进，病已释⑤其半矣，此揣知病人心理之作用也。

《清稗类钞·耕云子自谓非医》

秦产有耕云子者，顺治时陷于楚江之西。人有扶病过其前者，见而即止之，语其故，治以药草，遂愈。酬以钱，不受，曰："吾非医者，恶用此！"

---

① 率：大致，一般。
② 厝：a. 放置，安排；b. 葬。引申为把棺材浅埋等待改葬。
③ 顷：a. 时间短，与"久"相对；b. 副词，近来，刚才，不久前。
④ 殡：名词作动词。
⑤ 释：排出，解除。

《清稗类钞·俞嘉言以医名于时》

一日，嘉言往乡，舟过一村，见一少女浣①衣于河，注视久之，忽呼停棹，命一壮仆曰："汝②登岸，潜③近其身，亟从后抱之，非我命，无释④。"仆如其言。女怒骂大呼，其父母闻而出，欲欧⑤之，徐⑥曰："我，俞嘉言也，适⑦见此女将撄⑧危症，故救之，非恶意。"女父母素闻其名，乃止。嘉言问之曰："汝女未痘⑨乎？"曰："然。"嘉言曰："数日将发豆，无可救。吾所以令仆激之使怒者，乘其击发，先泄⑩其肝火，使势少⑪衰，后日药力可施也。至期，可于北城外某处取药，毋迟。"越⑫数日，忽有夜叩其门者，则少女之父也，言女得热疾，烦躁不宁。乃问以肤⑬有痘影否？曰："有之。"慰之曰："汝女得生矣。"遂畀⑭以方剂，归而药⑮之，痘畅发，得无恙⑯。

---

① 浣：洗濯。《诗·周南》："浣衣，稚子自守林间扉。"
② 汝：你。
③ 潜：偷偷地，秘密地。
④ 释：放下，释放。
⑤ 欧：通"殴"，殴打。
⑥ 徐：慢慢地。
⑦ 适：刚才，适才。
⑧ 撄：a. 碰，触犯；b. 扰乱，干扰。
⑨ 痘：名词作动词，发痘，痘疹即天花。
⑩ 泄：发泄，散发。
⑪ 少：即"稍"。
⑫ 越：越过。
⑬ 肤：皮肤。
⑭ 畀：给予。
⑮ 药：名词作动词，以药治。
⑯ 无恙：没有疾病、灾祸等可忧之事。恙，忧。《国策·齐策四》："岁亦无恙耶？民亦无恙耶？王亦无恙耶？"

《清稗类钞·孙翁有神针》

阳城①东郭有孙翁者，善针矣。所居邻大道，多逆旅②，一日，徘徊门外，遇一过客，鼻悬瘤如罂③。孙见之，曰："胡④不去诸⑤？"客曰："固所愿也。"孙曰："姑⑥试之。"客曰："刀劂⑦乎？"孙曰："否。"客曰："药线乎？"孙曰："否"。乃令客赤足踏针跗⑧，有顷⑨，孙曰："觉有气自颈而注乎？"客曰："然。"又有顷，孙曰："瘤之带觉若痒而湿内注乎？"客曰："然。"又有顷，去针，而瘤若失，仅痂⑩鼻端，如钱许。客大喜，询姓名，欲酬之，而孙已避去。客固巡抚⑪委员，采硫于阳者也。事已，复命，抚骇问瘤去状，客以实对。

《清稗类钞·莫际曙医茅店妇》

湘潭宋某卧疾，将不起，聘莫际曙往视。息⑫道旁茅店，店妇捧菜进，未以病告也。莫诧曰："汝有病，病且深，然及今尚可治。"为书

---

① 阳城：地名。
② 逆旅：客舍。
③ 罂：腹大口小的瓶子。
④ 胡："何"，为什么。
⑤ 诸：兼词，"之乎"。
⑥ 姑：姑且。
⑦ 劂：a. 雕刻用的刀子，雕版；b. 劫夺。
⑧ 针跗：脚背。
⑨ 有顷：不久，一会儿。《国策·齐策四》："居有顷，倚柱弹其剑。"《说苑·建本》："曾子芸瓜而误斩其根，曾皙怒，援大杖击之。曾子仆地，有顷苏，蹶然而起"。
⑩ 痂：一种皮肤损害，由水疱、脓疱或渗出物干燥后结痂。
⑪ 巡抚：官名。古代偶有派官员至各地巡抚之举，但非专设之官。明置巡抚，当以洪武二十四年（1391）敕遣皇太子巡抚陕西为始。宣德时乃于关中、江南等处专设巡抚，以后遂与总督同为地方最高长官。清代正式以巡抚为省级地方政府的长官，总揽一省的军事、吏治、刑狱等，地位略次于总督，仍属平行，别称抚台、抚军，又以例兼都察院右副都御史衔，也叫抚院。
⑫ 息：休息。

方，给钱市①药。越旬日②，再经其地，问之，妇病若失，叩头谢。莫喜曰："无须也。宋君病，我治之愈③，谢金可持赠汝也。"并书善后方与之。

《清稗类钞·范培园医先下户》

鄞县④范培园以⑤贫故，隐于医。其治病，巧发奇中，自当道⑥及荐绅士大夫以至贫户，无不延之，终日肩舆⑦行道中，不得少息，犹苦未偏。然培园宁先下户⑧而谢高门⑨，或终日无所得，弗以为恨。以是虽负盛名，而其家一贫如洗，不悔也。

《清稗类钞·罗国瑛疗人有奇效》

湘⑩人罗国瑛精医，疗人有奇效。不求谢，有得，以施贫乏。当戒其子孙曰："凡治病，当以活人为心，入闺门，尤宜戒游目⑪。"

---

① 市：名词作动词，买。
② 旬日：十日为一旬。
③ 愈：病愈。
④ 鄞县：在浙江省东部沿海，甬江上源奉化江流贯。秦置鄞县，五代吴越改置鄞县。
⑤ 以：因为。
⑥ 当道：犹言当权，也指当权的人。
⑦ 肩舆：轿子。李绅《入扬州郭》诗："自缘多病喜肩舆。"也叫乎肩舆。《晋书·王献之传》："尝经吴郡，闻顾辟疆有名园，先不相识，乘平肩舆径入。"
⑧ 户：单扇的门。
⑨ 高门：a. 谓显贵之家。魏、晋、南北朝时，重门第，有高门、寒门等称。《三国志·魏志·贾诩传》："男女嫁聚，不结高门。"b. 高大的门。《史记·孟子荀卿列传》："为开第康庄之衢，高门大屋，尊宠之。"
⑩ 湘：湖南省的简称。因湘江纵贯省境而得名。
⑪ 游目：谓目光由近及远，随意观览瞻望。《离骚》："忽反顾以游目兮，将往观乎四荒。"王羲之《兰亭集序》："仰观宇宙之大，俯察品类之盛，所以游目骋怀，足以极视听之娱，信可乐也。"

《清稗类钞·神僧治病》

青浦①南门外离城二十里许，有觉海庵，故②无僧也。同治③时，忽至④一僧，赤体无衣，惟以破被自覆。时方严寒，臣地数日不起，见者怜之，予以钱米，不受。一日，忽披破被而走，适⑤遇老妪两目失明，即汲溪水一瓯⑥付之，曰："试以此试目。"如言洗之，目即能见物。又一少年左足反生，僧扪⑦之，曰："正，正。"其足即时转正，与常人无异。于是远近喧传，谓之神僧，求医者日数十人。僧有医⑧有不医，医则无不奏效。居庵月余，后不知所之⑨。

《清稗类钞·周松孙为陈小真治痁》

陈小真大令⑩尝馆⑪周松孙大令家，病痁⑫且死，寒热日数作。松孙善医，乃扃户⑬，为之处方。得善药，则候火而求度，既入，复为之辨

---

① 青浦：县名。在上海市西部，黄浦江上游，邻接江、浙两省。明置县。
② 故：通"固"，本来。
③ 同治：清穆宗年号（1862—1874）。
④ 至：招致，到。
⑤ 适：刚刚，恰好。
⑥ 瓯：盆盂一类的瓦器。《急救篇》卷三颜师古注："甂瓯，瓦杆也，其形大口而庳。一曰：瓯，小盆也。"《宋史·邵雍传》："脯时酌酒三四瓯。"
⑦ 扪：摸。
⑧ 有医：名词作动词，有的医治。
⑨ 所之：所……去向。
⑩ 大令：秦、汉以后，县官一般称令。后以大令对县官的敬称。龚自珍《识某大令集尾》："大令为儒，非能躬行实践，平易质直也。"
⑪ 尝馆：曾经住在，客住。馆：a. 宾馆，客舍。住在宾馆、客舍里；b. 华丽的房屋、住宅（为后起之义）。
⑫ 痁：a. 疟疾；b. 疾病。
⑬ 扃户：关锁门户。扃：a. 门窗箱柜上的插关；b. 门窗，门户；c. 关锁。

色而望气；进食，必调其能胃^①者，不能胃则勿进。排^②荡^③雾翳^④，导涤秽滞^⑤，调和营卫^⑥，积四十三日，小真病可，松孙无倦容，无矜色^⑦。

《清稗类钞·叶天士更十七师而成名医》

一日，天士乘舆^⑧过市，见贫家送葬，棺底滴新血数滴，急呼，止其棺。舁^⑨棺者素知其技神，遂止之。问死几何时，曰："昨将夕。"曰："男乎？女乎？"曰："未产妇也。"曰："速归，可治。"其夫叩首哭泣，随天士舆后，而观者随往甚众。至其家，命启棺，舁尸至床，去殓服，按右手脉，曰："可救。"取长针一枚，解胸前衣，当心一针，哇然一声，产一子，而妇有叹息声，观者叹服。或问之曰："术固神矣，然何以^⑩知其不死？"天士曰："此无他，适^⑪见之血，鲜而不败，故知其未死。乃按脉细审，乃知腹中儿手将母之胞络^⑫搦住，络近于心，心痛晕绝。特以针刺儿手，畏痛，手缩，焉^⑬不得不娩。儿既生，母亦不死矣。所险者，在针之分寸耳。"天士言未已，众中一少年伸臂求诊，

① 胃：名词作动词，饮食，进食。

② 排：排除，解除。

③ 荡：a. 洗涤；b. 比喻清除；c. 动，摇动。

④ 雾翳：犹云翳，因患"凝脂翳"等一类疾病而遗留一层薄而不透明组织，如云如雾，故称。雾，遮，不清楚。翳，黑睛部分由于疾病而失去其透明光亮的特性，代之以疤痕组织，以致轻重不等地障蔽视力，这种病症为"翳"。

⑤ 导涤：疏导洗涤，污秽积滞。

⑥ 调和营卫：是纠正营卫失和，解除风邪的方法。风邪由表而入，引起营卫失和，其表现为头痛发热、汗出恶风、鼻鸣干呕、脉浮弱、苔白滑、口不渴等证，使用桂桂汤以使营卫和，风邪除。

⑦ 矜色：a. 自以为贤能；b. 骄傲的神情。

⑧ 舆：车，轿子。

⑨ 舁：抬，举。

⑩ 何以："以何"，凭什么。

⑪ 适：适才，刚才。

⑫ 胞络：又称"胞脉"，即分布在子宫（胞宫）上的脉络。其中包括冲脉和任脉。胞脉的主要作用是主女子行月经和养胞胎的。《素问·评热病论》："胞脉者，属心而络于胞中，月事不来者，胞脉闭也。"《灵枢·五音五味篇》："冲脉、任脉皆起于胞中。"

⑬ 焉：怎么。

天士诊视良久，曰："当速归，今晚必死。"观者大愕①。有进而询其故，曰："公等视之，彼固健康人也，然吾以脉理审之，其肠已寸断矣，安得②不死。"盖少年乃产妇对门银钱局之伙③，闻众口一声，言天士有如神之技，心不平，午膳方罢，跳柜而出，排众入室，求诊视为戏。讵④饭饱不宜跳，跳则肠断。至晚，果死。于是喧传天士之死而知生，生而知死也，名益振。

---

① 愕：惊讶。
② 安得：怎么能够。
③ 伙：伙计。
④ 讵：副词，表示反问。相当于现代汉语的"难道""哪里"。

第六章　其　他

《清稗类钞·伪药致误》（一）

　　金良玉明经铨①工诗善医，作剂宗法②东垣，审药尤严，逐味拣之。自谓一生谨慎，然几误生命者屡③矣。一为某家五岁儿病④肺风⑤，初用麻黄⑥三分，不应⑦，益⑧以五分，又不应；第三剂益至七分，而额汗如珠，脉亦欲脱矣。急以人参⑨、五味子⑩止之，糁以牡蛎⑪、龙骨⑫，始痊⑬。访之，则前所用皆伪者，七分则真麻黄，不觉已过重矣。一为某

---

　　① 经铨：指经典著作。诠，阐明事理。
　　② 宗法：原则，以……为宗旨，效法。
　　③ 屡：多次。
　　④ 病：名词作动词，患病。
　　⑤ 肺风：中医病证名，即伤风感冒之类。中医学认为风邪由外侵入，首先侵于人之皮毛、肺之外合皮毛，通于口鼻证有恶风发热、咳嗽、鼻塞、脉浮、舌薄白，治以疏散风寒，麻黄汤。
　　⑥ 麻黄：中药名。辛温之品，有发汗、利水、平喘之用，用于外感风寒，身头疼痛，无汗脉浮紧之表实证，以及外寒束表，肺气壅遏之喘咳证。
　　⑦ 不应：不效。
　　⑧ 益：更加，再。
　　⑨ 人参：中药名。甘温之品。有补元气、益脾肺、生津安神作用。用于元气虚脱、身体虚极、脉微欲绝、脾肺之气虚、心神不安、失眠多梦、惊悸健忘等证，补元气以救急。
　　⑩ 五味子：中药名。酸温，收敛涩精宁心安神，用于肺肾不足之虚喘、津伤口渴、自汗、盗汗、遗精、久泻不止，以及心悸、失眠、多梦等证，补虚而收敛。
　　⑪ 牡蛎：咸寒之品，收敛固涩，用于自汗、盗汗、虚汗等证。
　　⑫ 龙骨：甘、涩、寒，收敛固涩，用于虚汗证。
　　⑬ 痊：病愈，痊愈。

店一主计，病水肿①，以十枣汤②逐之，再剂不应。因鉴前辙③，索药验之，朽败绝无气味，命赴他店易④之，一剂而愈。（医精但药质有问题而误病）

《清稗类钞·伪药致误》（二）

张某行医，兼卖药。一日，以有事外适⑤，令伙⑥守店。伙忽内迫⑦，邂逅一旧徒，倩⑧之代庖⑨。须臾⑩归，问徒曰："有市⑪药者乎？"曰："有。某人来市旋覆代赭汤⑫一剂，已撮付之。"伙检点一过，大惊曰："代赭于橱顶取之耶？"曰："然。"曰："误矣，此信石⑬也。缘⑭乡人多市以种菜，故蓄之；复⑮虑儿童之戏弄也，故高置之，汝亟⑯往告曰：'药不良，须易之。'计尚可及。"徒狂走而去，未至数里，忽邻有猛犬逐而噬⑰，徒骇，归告，伙急自往觇⑱之，则哭声盈⑲耳矣。讼于

① 水肿：病证名。由于肺脾肾功能失调，而致水液停蓄，固所停部位不同，而有不同的证候表现。

② 十枣汤：方剂名，由甘遂、芫花、大戟、红枣几味药物组成，具有攻逐水饮作用，用于身面浮肿、大腹水肿、胸胁积液之水肿病证。

③ 前辙：车轮压出的痕迹，即前次教训、经验。

④ 易：换。

⑤ 适：出。

⑥ 伙：伙计，店员。

⑦ 内迫：体内的急迫、泻泄之类。

⑧ 倩：请别人代自己做事。杜甫《九日蓝田崔氏庄》诗："笑倩傍人为正冠。"（傍：旁。正：戴正。）

⑨ 庖：a. 厨房；b. 厨师。

⑩ 须臾：不一会儿。

⑪ 市：名词作动词，购买。

⑫ 旋覆代赭汤：中药方剂名。由旋覆花、人参、生姜、代赭石、甘草、半夏、大枣组成，具有扶正益胃、降逆化痰作用，治疗胃气虚弱、痰浊内阻、心下痞硬、噫气不除者，以及气逆不降、反胃吐涎沫等。

⑬ 信石：中药名。

⑭ 缘：因为。

⑮ 复：更。

⑯ 亟：急忙。

⑰ 噬：咬。

⑱ 觇：偷看，侦察。

⑲ 盈：充满。

官，医请以药渣验视之，则诸药均已白烂，信石尚宛然①，乃治徒以过失杀人罪，而张亦破产。

《清稗类钞·颜某脉案》

医者颜某，高邮州②人，邃③于岐黄。然僻处乡谷，不以医炫，而人亦不以医称之。会④扬州富豪魏某病笃⑤，纵横数百里，凡医之稍负畴望⑥者，悉延诊，合议方药，终不效。有荐颜者，魏延之。比至⑦，素履布衣，状貌古拙，众皆轻之，不为礼。而颜亦傲气凌人，见群医，亦不略致款曲⑧，问病状。俄⑨侍者导颜诣⑩病榻就诊。诊已，仆予以纸，请拟方。纸为八行书，而乃多至五六十页。颜知其侮己，乃伸纸作脉案，陈其病之所由起，某日传某经作何状。书时，群臣中有窥⑪者，见所述皆不爽，固⑫已咋舌。不半日，纸已尽，乃掷笔起，告去，众挽留读脉案，皆吻合病状，而文复古奥，上溯《素问⑬》，下迄名家，洋洋数万言，穷源索隐⑭，无蕴不发⑮，知为名乎，遂请其拟方。颜笑曰：

① 宛然：好像。

② 高邮州：宋开宝四年（971）分扬州置军。治所在高邮（今县），元至元中升为路，后改为府，明初改为州。辖境相当今江苏高邮、宝应、兴化县地。

③ 邃：深远，精深。

④ 会：正好，恰巧。

⑤ 病笃：重病。

⑥ 负畴望：享有声望。

⑦ 比至：及，等到。

⑧ 款曲：犹衷情。殷勤的心意。秦嘉《留郡赠妇诗》："念当远离别，思念叙款曲。"引申为委曲殷勤之意。《南史·齐废帝郁林王纪》："接对宾客，皆款曲周至。"

⑨ 俄：顷刻，片刻。

⑩ 诣：到……去。

⑪ 窥：偷偷地，私下里看。

⑫ 固：本来。

⑬ 素问：中医经典著作《黄帝内经》中的一部分（另一部分为《灵枢经》）。它汇集了各家的医论，是着重论述基础理论的中医学著作。原书九卷，后补入八十一篇，分编为二十四卷，隋全元起，唐王冰等均有注释。是书阐述阴阳、藏象、经络、病因、病机、诊法、治则等医学原理。

⑭ 穷源索隐：穷尽源委、探索隐微之义。

⑮ 无蕴不发：即阐发其蕴含的内容。

"请我来治病耶？抑试我耶？夫拟方而予纸至数十页，此何为者？且慢侮见诸辞色，尚信其术而服药乎？予不敏，行矣。"病家老少环跪，哀请至再三，乃拟方，数日遂痊，告以忌食之物而去。

数日，魏以①误食，病复发，又遣使往聘，谢②不行。使者请曰："奉五百金。"颜曰："谁贪汝金者。"使者曰："先生何吝而不一拯溺乎？先生何所求，苟③能致④，当竭以献。"颜曰："嗜食而无节，此不戒，虽扁、仓⑤无以着手。病者其交予监督乎？惟吾命之是听⑥诚⑦能此，当为若⑧治之。否则千金无所欲，徒⑨败吾名耳。"使允之，乃行。至其家，设卧榻，俾⑩与魏邻，察其颜色，听其呼吸，何时睡，何时醒，醒睡各作何状，乃按脉以证之，然后定方。复自择药，其制其煎，皆躬亲之。凡⑪三投，乃瘥。赠三千金，送之归。其徒孙某，行术于江南。

---

① 以：介词，因为。
② 谢：辞谢。
③ 苟：假如。
④ 致：达到。
⑤ 扁、仓：即扁鹊、仓公，古代名医。
⑥ 惟吾命之是听：定语后置，听我命令。
⑦ 诚：的确。
⑧ 若：你，你的。
⑨ 徒：白白地。
⑩ 俾：使。
⑪ 凡：总共，总计。

《夷坚支景·公安药方》

　　向友正，元仲之子也。淳熙①八年为江陵②长使③，摄④公安⑤令⑥，痛发于胸臆间，拯疗半岁弗⑦愈。尝浴罢，痛甚，委顿⑧而卧，似梦非梦，见一伟丈夫，长须巨目，执拂尘⑨，披衫微揖而坐，传药方与之曰："用没药⑩、瓜蒌⑪、乳香⑫三味，以酒煎服之。"且言桃源许轸知县⑬亦录此方，但⑭不用瓜蒌，若欲速效，宜服此。友正敬谢，即如其言，不终剂而痊⑮。后诣⑯玉泉祷雨，瞻寿亭关王像，盖所感梦者，因

---

　　① 淳熙：宋孝宗年号（1174—1189）。

　　② 江陵：地名。府路名。唐上元元年（760）升荆州为江陵府。治所在江陵。辖境相当湖北枝江以东、潜江以西、荆门、当阳以南地区。元至元中改为路，天历二年（1329年）改名中兴路。唐时曾建为南都、五代时南平国都于此。宋为荆湖北路治所。

　　③ 长使：（长史）官名。秦官，李斯入秦后曾任长史。西汉时丞相下有两长史，其职务相当于丞相府中的秘书长，亦即最高国务机关中之事务主官。将军之幕府中亦有长史，为幕僚之长。长史亦可分领军队作战，称为将兵长史。

　　④ 摄：辅助，帮助。

　　⑤ 公安：在湖北省南部，长江南岸，邻接湖南省。汉孱陵县地，三国蜀析置公安县、晋改江安县，南朝陈复名公安县。

　　⑥ 令：秦、汉两代县官辖区万户以上的叫令，万户以下的叫长。后来因此有县令、大令之称。《陈涉世家》："陈守令皆不在……"陈是郡守、县令的所在地，因此有守有令。《西门豹治邺》："魏文候时，西门豹为邺令。"《狱中杂记》："有洪洞令杜君者，作而言。"《促织》："有华阴令欲媚上官。"

　　⑦ 弗：不。

　　⑧ 委顿：极度疲困。《新唐书·韩愈传》："此譬有十夫之力，自朝抵夕，跳跃叫呼，势不支久，心自委顿。"

　　⑨ 拂尘：拂子，用尘尾或马尾做成的拂除尘埃的器具。《红楼梦》第十八回："又有执子太监捧着毛巾、绣帕、漱盂、拂尘等物。"

　　⑩ 没药：中药名。苦、平，活血止痛、消肿生肌，用于痈疽肿痛等。

　　⑪ 瓜蒌：（天花粉）中药名。苦、寒，消肿排脓，用于痈肿疮疡、热毒炽盛、赤肿焮痛等证。

　　⑫ 乳香：中药名。辛、苦、温，活血止痛，消肿生肌。用于痈疽肿痛等证。

　　⑬ 知县：官名。唐代称佐官代理县令为和（主持）县事，见《云麓漫钞》。宋代往往派遣中央官员知某县事，实际即管理一县的行政；有戍兵驻县的兼管兵事，简称知县。明代正式成为一县行政长官的名称。清代相沿不改，为正七品官。宋代王安石曾任鄞县知县。《武林外史》第二十二回："知县才发二郴，不曾坐堂。"

　　⑭ 但：只。

　　⑮ 痊：病愈。

　　⑯ 诣：到……去。

绘祀于家。

《夷坚志再补·卖药媪治眼虫》

潭州①宗室②赵太尉家乳母，苦烂缘③风眼近二十年。有卖药老媪过门云：“此眼有虫，其细如丝，色赤而长，久则滋生不已。吾能谈笑除之，入山取药，晚下当为治疗。”赵使人阴④尾之，见媪沿道掇⑤丛蔓木叶，以手挼⑥碎，入口中咀嚼，而留汁滓于小竹筒内。俄⑦复还，索皂纱蒙乳母眼，取笔书双眸于纱上，然后滴药汁渍⑧眼下缘，转盼间虫从纱中出，其数十七，状如前所云。数日再至，下缘内干如常人，复用前法滴上缘，又是虫十数。家人大喜。后传与医者上官彦诚，遍呼邻妇病此者验试，皆差。其药乃覆盆子⑨叶一味，著于《本草⑩》。陈藏器⑪云：“治眼暗不见物，冷泪浸淫不止，及青盲等，取此草日曝干，捣极烂，薄绵裹之，以人乳汁浸，如人行八九里久。用点目中，即仰面卧，

---

① 潭州：州、路、府名。隋开皇九年（589）改湘州为潭州。治所在长沙（今市）。唐辖境相当今湖南长沙、株洲、湘潭、益阳、浏阳、湘乡、醴陵等市县地。五代时曾改为长沙府；宋仍为潭州，辖境略有扩大。元为路，后改天临路，明初改为潭州府，洪武五年（1372）又改为长沙府。唐、宋时产金，有丝葛、绤布、茶器及冶铜业。五代时楚国建都于此；宋为荆湖南路治所。

② 宗室：a. 同一祖宗的贵族，指国君或皇帝的宗族。《史记·孙子吴起列传》：“及悼王死，宗室大臣作乱而攻吴起。”又清代制度，只有显祖塔克世（努尔哈赤的父亲）的直系子孙始得称为“宗室”。因以系金黄色带为标志，故称黄带子；b. 古代称“大宗”的庙。《诗·召南·采苹》：“于以奠之？宗室牖下。”毛传：“宗室，大宗之庙也，大夫、士祭于宗庙，奠于牖下。”

③ 缘：因。

④ 阴：暗地里，私下里。

⑤ 掇：拾取。

⑥ 挼：两手揉搓。

⑦ 俄：不久。

⑧ 渍：浸渍。

⑨ 覆盆子：中药名。甘、酸、温，益肾，固精，缩尿，用于肾虚不固、遗精、滑精、尿频、遗尿、肾虚阳痿、肝肾不足之目暗不明等证。

⑩ 本草：中药的统称，见《汉书·平帝纪》。五代韩保升谓：“按药有玉石、草木、虫兽，而直云本草者，为诸药中草类最多也。”故记载中药的书籍，多称本草。如《神农本草经》《新修本草》《本草纲目》等。

⑪ 陈藏器：人名。

不过三四月，视物如少年，但禁酒、面、油，盖治眼妙品也。"

《夷坚志补·服疟丹误》

范师厚右司①，因晚食面过饱，呼其侄索食药，未即至。范性褊急，附②案速趣③之，适④有他缶在旁，漫撮百粒以进。下咽未久，觉噪恶呕吐，旋又下泻，疑所服为非，取缶视之，乃疟丹⑤也。仓忙磨解毒丸，无及矣，迨⑥夜而殂⑦。赵祖寿者，善治药，常自矜⑧其方，好与人服，每自诧⑨疟丹之妙，以为他方皆不及。后为分宁丞，邑宰⑩吴君求其方，秘弗传。而授以成药一小合，别⑪以八味丸一合送之。吴置室中，尝正书治事，天气大爽，遣小吏入宅，云："取赵县丞所送药一百粒，并温酒来。"家人不识何品，但闻取赵县丞所送药，误以疟丹百粒授之。吴方理文书，不暇⑫审视，遽⑬接吞之，未离座，吐晕欲仆，至夕暴下，诘旦⑭而亡。二人之不幸正同。乃知人储药有毒者，当缄⑮封别贮之，勿使致误，视此可为鉴戒。

---

① 右司：(右丞) 古官名。秦置尚书丞，汉沿用。东汉时分置左、右丞，主持尚书台，监察百官，权势极大。六朝因之。唐在尚书者仆射之下设左、右丞，分别总领尚书省六部的事务。左丞领吏、户、礼三部，右丞领兵、刑、工三部。左、右丞之下有左、右司郎中，员外郎以任监督稽核之职。左、右丞的地位与六部的侍郎是相等的，但因在六部之上，序列在侍郎之前，总称"丞郎"。左、右丞又通称左、右辖。辽金大致沿用比例。元并尚书省与中书，设中书省左、右丞。明初袭用，后废。

② 附：拍，敲。

③ 趣：趋向，奔赴，赶快，急促。

④ 适：正好，恰巧。

⑤ 疟丹：方剂名。

⑥ 迨：等到，到，及。

⑦ 殂：死亡。

⑧ 矜：夸耀。

⑨ 诧：惊异，惊诧。

⑩ 邑宰：旧时县令的别称。潘岳《河阳县作》诗："谁谓邑宰轻，令名患不劭。"

⑪ 别：另外。

⑫ 不暇：没有空闲，来不及。

⑬ 遽：急速；就，竟。

⑭ 诘旦：次日早晨。

⑮ 缄：封口，封闭。

《夷坚三志辛·螺治闭结》

饶①医熊彦诚，年五十五岁，病前后便溲②不通，五日，腹胀如鼓，同辈环坐候视，皆不能措③力。与西湖妙果僧慧月相善，遣信邀之诀别。月惊驰而往，过钓桥，逢一异客，风姿潇洒出尘，揖之曰："方外高士，何孑孑④趋走如此？"月曰："一善友人患闭结，势不可料，急欲往问之。"客曰："此易事耳，待奉施一药。"即脱靴入水，探一大螺而出曰："事济⑤矣。持抵其家，以盐半匕⑥和壳生捣碎，置病者脐下三寸（一本作"一寸"）三分，用宽帛紧系之，仍办触器以须其通。"月未深以为然，始巽⑦谢之而前。及见熊，昏不知人，妻子聚泣，诸医知无其策，漫使试之。曾未安席，恚然⑧暴下，医愧叹而散。月归，访异人，无所见矣。熊后十六年乃终。白石董守约以脚气攻注为苦，或教之挼数螺傅两股上，便觉冷气追下至足，既而亦安。

《夷坚三志辛·危病不药愈》

凡人病困，固仰医药，亦有出人意表，元非所料而获愈者。鄱阳王大辨，痢疾⑨七昼夜，闻粥饵向⑩口则先呕，年龄既高，瘦至骨立，因卧帘下。听市童叫子姜牙，偶欲之，即买小楪。见之则喜，并淡醋汁食

---

① 饶：饶州。
② 溲：小便。
③ 措：施行。
④ 孑孑：孤单貌。
⑤ 济：事成。
⑥ 匕：勺子。
⑦ 巽：通"逊"，让。
⑧ 恚然：破裂声，脱离声。
⑨ 痢疾：古称"肠澼""滞下"，又因证情不同而有不同的名称，如赤痢、白痢、赤白痢、噤噤痢、休息痢等。初起多属湿热积滞，久痢多属虚寒。症状有大便频、腹痛发热、里急后重、粪便带脓血等。
⑩ 向：朝着，对着。将近，接近。

之尽，俄①思粥，痢自此止。（原注："黄裳说"）

《夷坚甲志·梦药方》

虞异甫，绍兴②二十八年自渠州③守被召至临安④，息⑤北郭外接待院，因道中冒暑得疾，泄痢连月。重九日，梦至一处，类神仙居。一人被服如仙官，延之坐。视壁间有韵语药方一纸，读之数过，其词曰："暑毒在脾，湿气连脚。不泄则痢，不痢则疟。独炼雄黄⑥，蒸面和药。甘草⑦作汤，服之安乐。别作治疗，医家大错。"梦回，尚能记，即录之，盖治暑泄方也。如⑧方服之，遂愈。

按：《游宦纪闻》中亦载这一故事。

《夷坚甲辛·应声虫》

永州⑨通判⑩厅军员毛景，得奇疾，每语，喉中辄⑪有物作声相应。有道人教令学诵《本草》药名，至"蓝"而默然。遂取"蓝"捩⑫汁饮

---

① 俄：不久。

② 绍兴：年号。a. 宗高宗年号（1131—1162）；b. 西辽仁宗年号（1151—1163）。

③ 渠州：地名。

④ 临安：路府名。

⑤ 息：休息。

⑥ 雄黄：中药名。辛苦温，解毒杀虫，用于痈疽疔疮、疥癣虫毒蛇伤、腹痛虫积。

⑦ 甘草：中药名。甘平，用于中虚、气短乏力、食少便溏，有补中、缓急止痛、解毒作用。

⑧ 如：按照。

⑨ 永州：州、路、府名。隋开皇九年（589）置州。治所在零陵。唐辖境相当今湖南零陵、东安、祁阳和广西全州、灌阳等地。五代晋分置全州、元改为路。明改为府，以道州及所领诸县来隶。1913 年废。

⑩ 通判：官名。宋初期开始在各州、府设置，意思是共同处理政务。地位略次于州、府长官，但是掌握连署州、府公事和监察官吏的实权，号称"监州"。明、清两代设于各府，主管粮运及农田水利等事物，职任比宋代初期略轻。清代另有州通判，称为州判。宋代陆游曾任镇江通判，王安石曾任舒州通判。《全像古今山说》第十五卷："洪内翰看那官人，乃孔通判讳德明。"

⑪ 辄：常常，就。

⑫ 捩：扭转。

之。少顷①，呕出肉块，长二寸余，人形悉具。刘襄子思为永倅，景正被疾②，踰年③亲见其愈。予记前书载应声虫因服雷丸而止，与此相类。

《夷坚甲志·草药不可服》

绍兴十九年三月，英州④僧希赐，往州南三十里洸口扫塔。有客船自番禺至，舟中士人之仆，脚弱不能行，舟师悯之曰："吾有一药，治此病如神，饵之而差者，不可胜计，当以相与。"既赛庙毕，饮胙⑤颇醉，入山求得药，渍酒⑥授病者，令天未明服之。如其言，药入口，即呻呼云："肠胃极痛，如刀割截。"迟明而死。士人以咎⑦舟师，舟师恚⑧曰："何有此！"即取昨夕所余药，自渍酒服之，不踰时亦死。盖山多断肠草，人食之辄死，而舟师所取药，为根蔓所缠结，醉不暇⑨择，径⑩投酒中，是以及于祸，则知草药不可妄服也。

《夷坚三志辛·月老治痢方》

汪经既以术显，与邑士徐圣俞厚善，庆元⑪乙卯重九日相遇于村店，临别曰："后二年当复会于县中，正恐不能从疑尔。"徐怪而诘之，汪曰："尊夫人星数到，彼时必有藏府之疾，当逢异人而安。"及丁巳岁，就馆县市士人家，汪果来访。阅⑫两日，得仆报，母患痢。母年七

----

① 少顷：不一会儿。
② 被疾：蒙受，遭受。
③ 踰年：越过，超过。
④ 英州：地名。
⑤ 胙：祭祀用的肉，祭后分送给参与祭祀的人。
⑥ 渍酒：浸、泡。
⑦ 咎：罪过，过失，归罪，责怪。
⑧ 恚：恨，怒。
⑨ 不暇：没有空闲，来不及。
⑩ 径：直截了当。
⑪ 庆元：宋辽宗年号（1195—1200）。
⑫ 阅：经历。

十六矣。正忧恼间，崇圣长老慧月闻之，急抄一方来，其方用罂粟壳①七颗，乌梅②七个，陈橘皮③七斤，皆如常法，而甘草④七寸炙其半，生姜⑤七片煨其半，黑豆⑥四十九粒炒其半，同水一大盌，入小罐内，文武火熟烹而饮之。徐即买药奔归，及家已三鼓，立治药，一服痛止，再服脱然⑦。

《夷坚三志辛·熊邦俊病状》

郡医熊邦俊年三十八岁时，以淳熙十六年五月三日得热疾。其父彦诚老矣，招一同事视之。切脉微细，投以桂、附⑧之药，疾势顿增，发狂烦躁，至于十手爪皆剥脱。别易⑨一医，以为热毒缠贯心络，用凉药荡涤，方以稍甦⑩。才半日许，因啜⑪粥，热复作。索纸笔作诗数篇，亦谐合音韵可读。俄掷笔面壁，若睹异境，觉有甲马兵卒无数，战栗不自持，云："拟见捉往舟中行打，欲走归闪避，又不得动。"父倩⑫两健夫按住其身，甫⑬小定，俄唱诵经呪⑭，歌咏乐章，凡诗篇歌呗，俱非昔所解晓，始验崇凭附。延龙法师摄治，授以法印，使执掌中，而缚其手已，方豁然，几半月乃愈。（邦俊说）

---

① 罂粟壳：中药名。
② 乌梅：中药名。
③ 陈橘皮：中药名。
④ 甘草：中药名。
⑤ 生姜：中药名。
⑥ 黑豆：中药名。
⑦ 脱然：霍然、轻快的样子。
⑧ 桂、附：中药名。
⑨ 别易：另换。
⑩ 甦："苏"的异体字，苏醒。
⑪ 啜：吃，饮喝。
⑫ 倩：请别人代自己做事。
⑬ 甫：方，才。
⑭ 呪："咒"的异体字。

《夷坚志再补·治痰喘方》

《夷坚志》云：洪辑幼子佛护病痰喘，医不能治，凡五昼夜不乳食，危甚。梦一妇人告之曰："何不服人参胡桃方！"觉而依其言，煎汤灌儿一蚬壳许①，喘定，再进遂得睡，三进而愈。此药不载于方书，盖人参②定喘，而带皮胡桃③则敛肺也。予素痰疾，因晚对，孝宗谕④以胡桃肉⑤三颗，生姜三片，临卧服之毕，即饮汤两三呷⑥，又再嚼桃，姜如前数，且饮汤，勿行动既就枕。既达玉堂，如旨服之，申旦⑦而嗽止，疾不复作。辑之事亦类此。（见焦竑《焦氏笔乘》卷五）

《夷坚志再补·鹿茸治心漏》

时康祖⑧大夫患心漏⑨二十年，当胸数窍，血液长流，医皆莫能治。或云："窍多则愈损，闭则虑穴他歧，当存其一二，犹为上策。"坐此形神困瘁⑩，又积苦腰痛，行则伛偻⑪。不饮酒，虽鸡鱼蟹蛤之属，皆

---

① 许：左右，大约。
② 人参：中药名。
③ 胡桃：中药名。
④ 谕：告诉，使人知道。
⑤ 胡桃肉：中药名。
⑥ 呷：一小口，小口地喝。
⑦ 申旦：自夜达旦，通宵。《文选·宋玉〈九辩〉》："独申旦而不寐兮，哀蟋蟀之宵征。"李同翰注："申，至也。"
⑧ 康祖：人名。
⑨ 心漏：心房及心室间隔缺损，即心漏病。
⑩ 形神困瘁：形体神气疲困劳累。瘁：a. 劳累。《诗·小雅·北山》："或燕燕居息，或尽瘁事国。"b. 忧病，困病。《诗·小雅·雨无正》："匪舌是出，维躬是瘁。"《诗·大雅·瞻仰》："人之云亡，邦国殄瘁。"
⑪ 伛偻：a. 驼背。《淮南子·精神训》："事求行年五十有四，而病伛偻。"亦作"痀偻"；b. 曲身，表示恭敬。韩愈《谒衡岳庙遂宿岳寺题门楼》诗："升阶伛偻荐脯酒，欲以菲薄明其衷。"

不入口。淳熙①间，通判温州②，郡守③韩子温见而怜之，为检《圣惠方④》载腰痛一门冷热二症亦之，使自择。康祖曰："某年老久羸⑤，安敢⑥以为热！"始作寒症⑦治疗，取一方，用鹿茸⑧者服之。逾旬⑨痛减，更觉气宇⑩和畅，遂⑪一意专服，悉屏⑫他药。洎⑬月余，腰屈复伸，无复呼痛，心漏亦愈。以告医者，皆莫能测其所以然⑭。后九年，康祖自

　　① 淳熙：解释见前。

　　② 温州：a. 州、路、府名。唐上元二年（675）分括州置州，以在温峤岭（今温岭西）南得名。治所在永嘉（今温州市）。辖境相当今浙江温州市、永嘉、乐清、瑞安、平时、文成、泰顺等地。元改为路，明清改为府。1912 年废。地当沿海冲要。宋元时曾置市舶司于此；b. 市名。在浙江省东南沿海，瓯江下游南岸。晋为永嘉郡治，唐为温州治，宋为瑞安府治，元、明、清为温州路、府治。

　　③ 郡守：官名。始置于战国时，初为武职，防守边郡，后逐渐成为地方长官。秦统一全国后，以郡为最高的地方行政区划，每郡置守，掌治其郡。汉景帝时改称"太守"。

　　④ 圣惠方：全称"太平圣惠方"。宋王怀隐等编著。书成于淳化三年（992），一百卷，本书以《千金要方》《千金翼方》与《外台秘要》为蓝本，广集汉唐以来各家方书及民间医疗经验，按藏府病证分类汇编而成。全书分一千六百七十门，录方一万六千七百八十三十四首，为宋代的医方巨著，首列诊断脉法，用药法则，后按各科论述疾病的病源、症状，多采用《诸病源候论》内容，末列各科方剂及其他医疗方法。内容丰富，载述了我国 10 世纪前的医药学成就。

　　⑤ 羸：a. 瘦、弱。《礼祀·问丧》："身病体羸，以杖扶病也。"《左传·桓公六年》："请羸师以张之。"杜预注："羸，弱也。"b. 通"累"，束缚缠绕。《易·大壮》："羝羊触藩，羸其角。"孔颖达疏："羸，拘累缠绕也。"

　　⑥ 安敢：怎么敢。

　　⑦ 寒症：中医学病证性质分类，与热症相对而言的。是由寒邪引起，或因阳气衰弱、阴气过盛而导致身体机能与代谢活动衰退，抵抗力减弱而出现寒的证候，如畏寒、面色苍白、精神委顿、蜷卧、喜温、脘腹、冷痛得热则减、口不渴或渴喜热饮、大便溏薄、小便清长、舌淡苔白滑、脉沉迟等等，多见于慢性、机能衰退的疾病。

　　⑧ 鹿茸：中医药名称。甘、咸、温，补肾阳益精血，强筋骨，用于肾阳不足，精血亏虚之畏寒肢冷、阳痿早泄，宫冷不孕，小便频数，腰膝酸痛头目昏晕，精神困乏，以及五迟、五软等。

　　⑨ 逾旬：超过十日，十日为一旬。

　　⑩ 气宇：胸襟，度量。

　　⑪ 遂：于是，就。

　　⑫ 悉屏：全部摒弃。

　　⑬ 洎：到，至。

　　⑭ 所以然：所以这样的原因。

镇江①通判满②秩③造④朝⑤，访子温，则精力倍昔，饮啖⑥无所忌。云漏愈之后，日胜一日。子温书吏吴弼亦苦是疾，照方服之，浃⑦旬而愈。其方本治腰痛，用鹿茸去毛，酥炙微黄，附子⑧炮去皮脐，皆二两，为末，枣肉⑨丸三十丸，空心酒下。

《夷坚志再补·姜附治痈》

时康祖为广德⑩宰⑪，事⑫张王甚谨，后授温倅⑬，左乳生痈，继又胸臆间结核，大如拳，坚如石，荏苒⑭半载，百疗⑮莫效，已而牵制臂腋，彻于肩，痛楚特甚。亟⑯祷⑰王祠⑱下，梦闻语曰："若要安，但⑲

---

① 镇江：地名，江苏省内。a. 府、路名。北宋政和三年（1113）升润州置府。治所在丹徒（今镇江市）。辖境相当今江苏镇江市及丹阳、金坛两县地。元至元十三年（1276）改为路，明复改府，1912 年废；b. 市名。

② 满：达到期限。

③ 秩：a. 官吏的俸禄，官吏的品级第次；b. 十年为一秩。

④ 造：到……去。

⑤ 朝：a. 拜见；b. 官府的大堂。

⑥ 啖：吃。

⑦ 浃：a. 湿透；b. 透彻；c. 同匝。

⑧ 附子：中药名称。

⑨ 枣肉：中药名称。

⑩ 广德：军、路、州名。宋太平兴国四年（979）分宣州置军。治所在广德，辖境相当于今安徽广德，郎溪县地。元升为路，明初改广兴府，洪武四年（1371）改为广德直隶州。1912 年废，改本州岛为县。

⑪ 宰：官名。殷代开始设置，本为奴隶总管，掌管家务和家奴。西周时沿置，掌管王家内外事务，有的在王的左右、佐助王命。春秋时各国沿用，多称"太宰"。卿大夫所属私邑的长官，也都称"宰"。泛指官员，常称"宰官"，后来称县令为"宰官"，简称"宰"。蒲松龄《促织》："宰严限追比。"（"宰"指县令）

⑫ 事：侍奉，服侍。

⑬ 温倅：副，副职。

⑭ 荏苒：犹"渐冉"。时光渐渐过去。潘岳《悼亡诗》："荏苒冬春谢，寒暑忽流易。"

⑮ 百疗：多种方法治疗。

⑯ 亟：急忙。

⑰ 祷：向"神"求福的一种迷信行为。《淮南子·主术》："汤之时，七年旱，以身祷于桑林之际。"

⑱ 祠：祠堂。封建制度下同姓族人供奉祖宗或生前有功德的人的房屋。又是祭神的地方。

⑲ 但：只。

用姜①自然汁，制香附②服之。"觉，呼其子，检《本草③》视之，二物治证相符。访医者，亦云有理。遂用香附去毛，姜汁浸一宿④为末，二钱米饮调，才数服，疮脓流出，肿硬渐消，自是获愈。

《夷坚志再补·治酒毒方》

唐与正治侄女，年数岁，得风瘴⑤疾。先后于臆⑥，迤逦延上，赤肿痛痒，医以上膈⑦风热⑧治之，不效。唐诊之曰："是肝肺风热盛极耳。"以升麻、羌活、荆芥、鼠黏子、赤芍药、淡竹叶、桔梗、干葛⑨八物治之。自下渐退，而肿聚于顶，其高数寸，虽饮食寝处无妨，而疾未去也。唐母吴夫人曰："此女乳母好饮热酒，至并歠⑩其糟⑪，疾殆⑫因是欤？"唐方悟所以⑬至顶不消之由，思之，惟⑭干葛消酒，且能疗火毒，乃以先方加葛三倍，使服之。二日，肿尽去。（见《名医类案》卷九）

---

① 姜：生姜，中药名。

② 香附：中药名。

③ 本草：中药的统称，见《汉书·平帝纪》。五代韩保升谓："按药有玉石、草木、虫兽，而直云本草者，为诸药中草类最多也。"故记载中药的书籍，多称本草。如《神农本草经》《新修本草》《本草纲目》等。

④ 一宿：一晚上。

⑤ 风瘴：即荨麻疹。

⑥ 臆：胸。陆机《演连珠》："抚臆论心。"

⑦ 上膈：即胸腔内心肺所居（膈膜以上者）。膈，即横膈膜，由此分胸腹腔，为心肺与胃肠的分界。中医认为膈的作用可以遮隔胃肠消化饮食所产生的浊气，不使浊气上熏心肺。通常膈随着呼吸而升降运动。十二经脉中，有很多经脉是上下贯串膈膜的。

⑧ 风热：指风邪挟热。临床表现为热重，恶寒轻、口渴、舌边尖红、苔微黄、脉浮数，甚则见口燥、舌干、目赤、咽痛、衄血等。（附：风热犯胃，由于受风热、邪气而发病。症状有发热头痛、微恶风寒、自汗、鼻塞无涕、咽痛、咳嗽、痰稠黄、口渴、舌红苔薄黄、脉浮数。）

⑨ 升麻、羌活、荆芥、鼠黏子、赤芍药、淡竹叶、桔梗、干葛：均为中药名。

⑩ 歠：大饮。

⑪ 糟：a. 酒渣。《盐铁论·毁学》："糟糠不饱"（糠：谷皮）；b. 用酒或酒糟腌制食物。《晋书·孔群传》："公不见肉糟淹，更堪久邪？"（淹：腌。堪：能。）

⑫ 殆：大概。

⑬ 所以：表原因。

⑭ 惟：只有。

《夷坚丙志·郭端友》

饶州①民郭端友，精意事佛②。绍兴③乙亥④之冬，募众纸笔缘，自出力以清旦⑤净念《华严经⑥》，期满六部乃止。癸未⑦之夏五，染时疾⑧，忽两目失光，翳膜障蔽，医巫救疗皆无功，自念惟⑨佛力可救。次年四月晦⑩，誓心一日三时礼拜观音，愿于梦中赐药或方书。五月六日，梦皂衣人告曰："汝要眼明，用獭掌散、熊胆圆则可。"明日，遣⑪诣方访二药，但⑫得獭掌散，点之不效。二十七夜，梦赴荐福寺饭⑬，饭罢归，及天庆观前，闻其中佛事钟磬声，入观之。及门，见妇女三十余人，中一人长八尺，着皂春罗衣，两耳垂肩，青头绿鬓，戴木香花冠如五斗器大。郭心知其异，欲候回面瞻礼。俄⑭紫衣道士执芴⑮前揖曰：

---

① 饶州：州、路、府名。隋开皇九年（589）置州。治所在鄱阳（今江西波阳）。唐辖境相当今江西鄱江、信江两流域（婺源玉山除外）。元至元中升为路，明初改鄱阳府，不久又改饶州府。1912年废。

② 精意事佛：从事、治事佛门佛教。

③ 绍兴：a. 宋高宗年号（1131—1162）；b. 西辽仁宗年号（1151—1163）。

④ 乙亥：为干支纪年法，也称甲子纪年法。古人以天干和地支相配，用以纪年、纪月、纪日。从甲子起至亥癸，其数凡六十次轮一遍，即满六十为一周，所以又称"六十花甲子"。

⑤ 清旦：早晨。

⑥ 华严经：佛教经名。全称《大方广佛华严经》，又称《杂华经》。有晋天竺佛驮跋陀罗等所译的六十卷本和唐于阗实叉难陀所译的八十卷本，两种译本都通行。该经提出了一些相对立的范畴（如："总""别""同""异""成""坏"所谓"六相"），来说明世界事物的相互依存，相互制约等关系。为华严宗的主要典籍。

⑦ 癸未：见前乙亥解释。

⑧ 时疾：即时令疾病，是指季节性多发病，如春季的春温、风温、伤风等，夏季的泄泻、痢疾、中暑等，秋季的疟疾、湿温、秋燥等，冬季的伤寒、冬温等。时疾中有不少病是带有传染性和流行性的，古代称为"时行"。

⑨ 惟：只有。

⑩ 晦：阴历每月的最后一天。《史记·文帝本纪》："十一月晦，日有食之。"（日有食之：日食）。

⑪ 遣：派遣，差遣。

⑫ 但：只。

⑬ 饭：名词作动词，吃饭。

⑭ 俄：顷刻，片刻。

⑮ 芴：植物名。《尔雅·释草》："菲，芴。"又"菲，蒠菜。"是芴即蒠菜。一年生草本，产于我国北部和中部，可供观赏，兼作蔬菜。

"我乃都正也，专为华严①来迎，请归舍啜②茶。"郭随以入，过西廊，两殿垂长黄幡③，一女跪炉礼观音，帘外青布幕下，十六僧对铺坐具而坐。道士下阶取茶器，未及上，郭不告而退，径趋法堂，似有所感遇，夜分乃觉。明日，告其妻黄氏云："熊胆圆方，乃出道藏，可急往觅。"语未了，而甥朱彦明至，曰："昨夜于观中偶获观音治眼熊胆圆方。"举室惊异、与梦脗合④。即依方市⑤药，旬日⑥乃成，服之二十余日，药尽眼明，至是年十月，平服（复）如初。即日便书前药方，灵应特异，增为十部乃止，今眸子⑦了然⑧。外人病目疾者，服其药多愈。药用十七品，而熊胆⑨一分为主，黄连、密蒙花、羌活⑩皆一两半，防己⑪二两半，龙胆草、蛇蜕、地骨皮、大木贼、仙灵脂皆一两，瞿麦、旋覆花、甘菊花皆半两，蕤仁一钱半，麒麟竭一钱，蔓青子一合，同为细末，以羯羊肝⑫一具煮其半，焙干，杂于药中，取其半生者，去膜乳炼，入上药，杵⑬而圆⑭之，如桐子大，饭后用米饮下三十粒。诸药修治无别法，唯⑮木贼去节，蕤仁用肉，蔓青水淘，蛇蜕炙去（"去"字疑误）。郭生

---

① 华严：（华严宗）中国佛教宗派之一。依《华严经》立宗，故名。因唐武则天曾赐号它的创始人法藏为"贤首大师"，故又称"贤首宗"。提出"六相""十玄""四法界"等说，阐明法界缘起（从"理体""事相"两方面观察宇宙万有的互融、互具，并彼此为缘），强调"理为性""事为相"的观点，对宋明理学的形成有一定的影响。它还将整个佛说判为小（小乘教）、始（大乘始基）、终（大乘终极）、顿（大乘顿悟）、圆（圆满一乘）五类。唐开元二十六年（738）日僧道璿携华严章疏返国，为本宗传入日本之始。华严寺：在山西省大同市城区西南隅。

② 啜：饮，喝，尝。

③ 幡：长方而下垂的旗子，如长幡。亦为旌旗的总称，如旗幡招展。刘禹锡《西塞山怀古》诗："千寻铁锁沉江底，一片降幡出石头。"

④ 脗合：即吻合。脗："吻"的异体字。

⑤ 市：购买。

⑥ 旬日：十天为一旬。

⑦ 眸子：瞳孔，眼睛。

⑧ 了然：明了，明亮的样子。

⑨ 熊胆：中药名。

⑩ 黄连、密蒙花、羌活：中药名。

⑪ 防己：中药名。

⑫ 羯羊肝：中药名。

⑬ 杵：捣物的棒槌。

⑭ 圆：使动词，使之为丸。

⑮ 唯：只是。

自记其本末，但所谓法堂感遇，不以语人。

《夷坚丁志·张珪复生》

江吴①之俗，指伤寒疾②为疫疠③，病者气才绝，即殓④而寄诸⑤四郊，不敢时刻留。临川⑥民张珪死，置柩⑦于城西广泽庵。庵僧了燕夜闻扑索有声，起而伺⑧，则张柩中也。既不敢发视之，隔城数里，无由得言，但⑨拱手而已。良久声息，迟明奔告，其家亦不问。至秋，将火葬，剖柩见尸，乃侧卧掩面，衣服尽碎裂，盖曩⑩夕复苏而不获伸也。吁，可伤⑪哉！番阳亦有小民，以六月拜岳帝祠，触热闷绝，亟⑫柩⑬厝⑭于普通塔，其事正同。

———————————

① 江吴：地名，指浙江、江苏一带。
② 伤寒疾：病症名称。
③ 疫疠：中医学名词。亦称"疠气""戾气""疫气"。古人认为疫疠之气不同于六淫之邪，乃自然界另有一种"异气"伤人致病，具有强烈的传染性和流行性。《素问·刺法论》已有记述。明·吴又可《温疫论》的论述中有进一步的发展，如"疫者，感天地之厉（疠）气""邪之着人，有自天（自然界）受之，有传染受之，所感虽殊，其病则一。"并认为不同的"戾气"，可以侵犯不同藏府和经络，产生各种传染性疾病。
④ 殓：把死人装入棺材。
⑤ 诸：兼词，之于。
⑥ 临川：地名。a. 在江西省东北部，抚河中游、浙赣铁路支线经过境内。汉置临汝县、隋改临川县。宋、元时烧造瓷器，称"临川窑"；b. 郡名。三国吴太平二年（257）分豫章郡置。治所在南城（今县东南）。辖境相当今江西抚州市以南的盱江及宜湟水流域，西至乐安县境。西晋移治临汝（今抚州市西）。隋开皇九年（589）废。大业及唐天宝、至德时又曾改抚州为临川郡。
⑦ 柩：装有尸体的棺材。《左传·昭公八年》："里析死矣，未葬，子产使舆三十人迁其柩。"（里析：人名。舆：奴隶。）
⑧ 伺：侦候，探察。
⑨ 但：只。
⑩ 曩：以往，以前。《列子·黄帝》："曩吾以汝为达，今汝之鄙至此乎？"
⑪ 伤：悲伤。
⑫ 亟：急忙。
⑬ 柩：名词作动词，居柩。
⑭ 厝：a. 放置，安排；b. 葬，把棺材浅埋等待改葬。

《夷坚支乙·王牙侩》

干道①七年，鄱阳②乡民郑小五合宅染疫疠，贪甚，干③粥不能给。欲召医巫买药，空无所有，但得一毡笠，倩④牙僧王三鬻⑤之，值五千钱。五乃隐其半，才还家，即得病，昏不知人。六七日，邻里以为必不起，忽大声疾呼，如受杖痛苦之状。妻扣之，能言所见，云："恰被黄衫承局追出，到近理胡家步下，见巨船舣⑥岸，大官正坐，左右拥侍皆朱紫，仪卫光赫，全如官府。"承局领吾临岸，大官问：'尔何必匿⑦留郑小五钱？'吾不敢讳，遂遭皮鞭一百，掷置草中，痛不可忍。大官令以凉药与吾。旋移船过下岸，左右教我就水内取两罋，使饮一盏⑧，乃悸而觉，便得汗有瘳⑨，臀痛愈剧。"妻视之，生赤丁疮约满百。困卧几月，始复初。既而下岸大疫，盖所睹者瘟⑩部云。（周贵章说）

《韩非子·说林上》

有献不死之药拎荆王者，谒者操之以入，中射之士问曰："可食乎？"曰："可。"因夺而食之，王大怒，使人杀中射之士，中射之士使人说王曰："臣问谒者曰可食，臣故食之，是臣无罪，而罪在谒者也。且客献不死之药，臣食之而王杀臣，是死药也，是客斯王也。夫杀无罪之臣，而明人之斯主也，不如释臣。"王乃不杀。（注解《韩非子》）

---

① 干道：宋孝宗年号（1165—1173）。
② 鄱阳：地名。
③ 干：稠粥。
④ 倩：请别人代自己做事。杜甫《九日蓝田崔氏庄》诗："笑倩傍人为正冠。"（傍：旁。正：戴正。）
⑤ 鬻：卖。
⑥ 舣：停船靠岸。
⑦ 匿：隐下。
⑧ 盏：浅而小的杯子。
⑨ 瘳：病愈。
⑩ 瘟：瘟疫。《抱朴子·微旨》："经瘟役则不畏。"（役：疫。）

《夷坚丙志·桂生大丹》

贵溪①桂缜家两事已载甲志②，缜又言其叔祖好道尤笃③，常欲吐纳烟霞，黄冶变化，为长生轻举之计。有客过之，自云能合九转大丹，信之不疑，尽礼延纳，倾身竭④家听其所取，费不可胜计。踰年⑤丹成，客举置净室，封以朱泥⑥，外昼八卦⑦，列宿⑧，十日十二辰⑨，极其严闭，而谓桂生曰："吾今欲游二神山访吾侣，三年而后还，及是⑩时药乃可服，毋背⑪吾言。"遂去。桂日诣⑫丹室，焚香设拜，岁余⑬，忽念曰："仙家多试人，正使丹可服，或靳⑭固不吾与，将奈何？"窃⑮启其藏，则全丹俨然其中矣。不胜喜，不与妻子谋，汲水径⑯服之。药方下

---

　① 贵溪：县名。在江西省东北部、信江中游、邻接福建省。唐置县。
　② 甲志：即《夷坚甲志》。《夷坚志》：笔记小说集。南宋洪迈撰。取《列子·汤问》："夷坚闻（怪异）而志之"语以书名。原有四百二十卷。已残阙。今传本以涵芬楼排印的二百零六卷本搜辑较备。内容多为神怪故事和异闻杂录，也记载了一些当时的市民生活。其中有些录自六朝以来的志怪小说和《太平广记》等书。
　③ 笃：深，甚。
　④ 竭：完，尽。
　⑤ 踰年：超过一年。
　⑥ 朱泥：正红色泥土。
　⑦ 八卦：《周易》中的八种基本图形，用"—"和"- -"符号组成；以"—"为阳，以"- -"为阴。名称是：干（☰）、坤（☷）、震（☳）、巽（☴）、坎（☵）、离（☲）、艮（☶）、兑（☱）。《易传》作者认为八卦主要象征天、地、雷、风、水、火、山、泽八种自然现象，并认为"干""坤"两卦在"八卦"中占特别重要的地位，是自然界和人类社会一切现象的最初根源。
　⑧ 列宿：谓二十八宿。《史记·无官书》："天则有列宿，地则有州域。"
　⑨ 十二辰：即十二时辰。古时分一日为十二时：夜半、鸡鸣、平旦、日出、食时、隅中、日中、日昳、晡时、日入、黄昏、人定。见《左传·昭公五年》："故有十时"杜预注。按赵翼《陔余丛考》卷三十四谓一日十二时始于汉："其以一日分十二时，而以干支为纪、盖自太初改正朔之后，历家之术益精，故定此法。"
　⑩ 是：代词，这。
　⑪ 毋背：不要违背。
　⑫ 诣：到……去。
　⑬ 岁余：一年余。
　⑭ 靳：吝惜。
　⑮ 窃：私下，偷偷地。
　⑯ 径：直截了当。

咽，外报客至。才入门，望见桂生，惊而走。桂遣仆追挽之，客曰："吾药虽成，而日月未满，初未尝①告服饵②法③也，顾④不听吾戒，且吾岂真游神山乎？元⑤未尝离此也。今若是⑥，旦夕⑦必死矣。吾方从神仙久视之学，岂当与行尸共处耶！"竟去。是日暮⑧，桂觉五藏间有如火灼。明日，不可忍，跳入门外沼中，不数刻，沼水皆沸，荷花尽萎，跳入门外沼中，不数刻，沼水皆沸，荷花尽萎。屋角树高数丈，能腾立其杪⑨，俄而⑩复下，奔驰叫号。越三昼夜，七窍血流而死。

《柳南续笔·药名诗》

席启绶，字文表，吴⑪庠生⑫。葛震甫远官⑬洁滇南⑭，其母年已八旬矣，文表作《药名诗》讽之，有"知母⑮年高独恬淡，当归⑯奚事向天南"之句。葛得诗心动，即挂冠⑰归里，登文表之堂⑱，再拜曰："先

---

① 尝：曾经。
② 饵：药饵。
③ 法：方法。
④ 顾：副词，反而，却。
⑤ 元：通"原"。
⑥ 若是：像这样。
⑦ 旦夕：a. 朝夕。《汉书·哀帝纪》："旦夕奉问起居。"亦指早晚之间，犹言日常。《史记·刺客列传》："客游以为狗屠，可以旦夕得甘毳以养亲。"《南史·陶潜传》："汝旦夕之费、自给为难。"b. 指很短的时间。古乐府《孔雀东南飞》："阿母为汝求，便复在旦夕。"
⑧ 是日暮：这天晚上。
⑨ 杪：树枝的细梢。王维《送梓州李使君》诗："巴山一夜雨，树杪百重泉。"
⑩ 俄而：旋即，不久。《公羊传·桓公二年》："俄而可以为其有矣。"
⑪ 吴：地名。
⑫ 庠生：科举制度中府、州、县考生的别称。庠，古代学校之名。《汉书·儒林传序》："乡里有教，夏曰校，殷曰庠，周曰序。"
⑬ 官：名词作动词，做官。
⑭ 滇南：云南省的别称。云南本简称滇，又因位于国土南部，故名。
⑮ 知母：中药名。
⑯ 当归：中药名。
⑰ 冠：帽子，比喻做官的人。冠盖，旧指做官人的冠服和他们车乘的篷盖。
⑱ 堂：厅堂。

生教一龙以考，一母子受赐受多矣！”世称震甫之虚怀①，亦多文表之古谊②云。

《剡溪漫笔·杯中蛇》

杯中蛇几两见，应劭《风俗通》：“其祖郴③为汲令，赐主簿④杜宣酒，壁上悬赤弩，照于杯，形如蛇，宣饮酒服痛，攻治不愈，郴解之而瘳⑤。”晋《乐广传》：“广赐亲客酒，见杯中有蛇，既饮而疾。时听事⑥壁上有角漆画作蛇，广意杯中蛇即角影，乃告其所以⑦，沉屙亦愈。二事不应苟合如此，《乐传》后出，疑缘⑧郴事传会耳。《晋书⑨》：人所习见，遂传为广事。《类书》多以角为角号，又误也。”

① 虚怀：即虚怀若谷。谷，山谷，象征空虚。《老子》“旷兮其若谷。”又，“上德若谷。”王弼注：“不德其德，无所怀也。”后因以“虚怀若谷”形容非常虚心。

② 古谊：古代合宜的道德、行为或道理。班固《幽通赋》：“舍生取谊。”

③ 郴：人名。

④ 主簿：官名。汉代中央及郡县官署均置此官，以典领文书，办理事物。魏晋以后，渐为统兵开府之大臣幕府中重要僚属，参与机要、总领府事。晋郗超为恒温参军，王珣为主簿，府中语曰：“髯参军，短主簿，能令公喜，能令公怒。”（见《晋书·郗超伟》）。可见主簿与参军均为要职。唐宋以后各官署及州县虽仍存此名，职任渐轻，明清各卿寺亦有设主簿的，或称典薄。外官则设于知县以下，与县丞同为佐官之一，但亦往往省并。

⑤ 瘳：病愈。

⑥ 听事：厅堂。《魏书·夏候夫传》：“忽梦见征虏将军房世宝来至其家，直上厅事。”

⑦ 所以：表原因。

⑧ 缘：沿着，顺着。

⑨ 晋书：史书名，唐·房玄龄等撰，一百三十卷。纪传体晋代史。修于贞观十八年至二十年间（644—646）。修撰者凡二十一人，此外，唐太宗也写了宣帝、武帝两纪和陆机、王羲之两传后论，故旧本亦题“御撰”，唐以前人撰《晋书》颇多。

《齐东野语·针砭》

《脞说》载李行简外甥女，适①葛氏而寡，次嫁朱训，忽得疾如中风②状。山人曹居白视之，曰："此邪疾也。"乃出针刺其足外踝上二寸许，至一茶久，妇人醒，曰："疾平矣。"始言每疾作③时，梦故夫④引行山林中。今早梦如前，而故夫为棘刺刺足胫间不可脱，惶惧宛转⑤，乘间乃得归。曹笑曰："适⑥所刺者，八邪穴也。"此事尤涉神怪。余按《千金翼⑦》有刺百邪所病十三穴，一曰鬼官（或作"鬼宫"），二曰鬼信，三曰鬼垒，四曰鬼心，五曰鬼路，六曰鬼枕，七曰鬼休，八曰鬼市，九曰鬼病，十曰鬼堂，十一曰鬼藏，十二曰鬼臣，十三曰鬼封，然则居白所施正此耳。

---

① 适：女子出嫁。

② 中风：中医病证名称。a. 指突然昏倒，不省人事，口眼歪斜，言语困难，或半身不遂等病症，又称"卒中"。病因可由阴精亏损、或暴怒伤肝、肝阳偏亢、肝风内动；或嗜食肥甘厚味，痰热内壅而化风，或气血亏而生虚风等引起。本病有中经络、中藏府的区别。中经、中络者轻，中府、中藏者重，并有脱证和闭证之分；b. 指外感风邪的病证。《伤寒论》："太阳病，发热汗出，恶风，脉缓者，名为中风。"

③ 作：发作。

④ 故夫：已故的丈夫。

⑤ 惶惧宛转：惶惑恐惧辗转的样子。宛转：a. 亦作"婉转"，婉曲随顺，委宛曲折。《晋书·皇甫谧传》："宛转万情之形表，排托虚寂以寄身。"b. 犹辗转。《楚辞·哀时命》："愁修夜而宛转兮。"王逸注："言已心忧，宛转而不能卧。"c. 缠弓的绳：绳。《尔雅·释器》："有缘者谓之弓。"郭璞注："缘者，缴缠之，即之宛转也。"郝懿行义疏："宛转，绳也。"

⑥ 适：刚才。

⑦ 千金翼：中医学书名，三十卷，唐·孙思邈著，为《千金要方》的续编，故称"翼方"。卷首为"药录"，辑录药物八百余种，详论其性味、主治等，其中有些是唐以前未吸收的新药和外来药物。书中对内、外科病证的诊治在《千金要方》基础上均有增补，并记载了当时医家所秘藏的汉·张仲景《伤寒论》内容，选录《千金要方》所未载的古代方剂两千余首。很多方药赖本书得以保存，是一部内容较丰富的医药学重要著作。

《夷坚支乙·优伶箴戏》

俳优①侏儒②，固③伎之最下且贱者，然亦能因戏语而箴④讽时政，有合于古蒙诵工谏之义，世目为杂剧者是已。崇宁⑤初，斥远元祐⑥忠贤，禁锢学术，凡偶涉其时所为所行，无论大小，一切不得志。伶者⑦对御为戏，推一参军⑧作宰相⑨据坐，宣扬朝政之美。一僧乞给公凭游方，视其戒牒，则元祐三年者，立途毁之，而加一冠巾。一道士失亡度牒，问其披戴时，亦元祐也，剥其羽衣⑩，使为民。一士人以元祐五年获荐，当免举、礼部⑪不为引用，来自言，即押送所属屏斥，已而主管

---

① 俳优：古代以乐舞谐戏为业的艺人。《韩非子·难三》："俳优侏儒，固人主之所与燕也。"颜师古注："俳优，谐戏也。"

② 侏儒：亦作"朱儒"，身材矮小的人。《左传·襄公四年》："我君小子，朱儒是使，朱儒朱儒，使我败于邾。"《史记·滑稽列传》："优旃者，秦倡侏儒也。"按侏儒，亦称"矮小畸形。"通常由于内分泌障碍所致。古代贵族常以侏儒戏弄人，亦称优令为侏儒。

③ 固：本来。

④ 箴：规劝，劝告。《左传·宣公十二年》："箴之曰。"

⑤ 崇宁：宋徽宗年号（1102—1106）。

⑥ 元祐：宋哲宗年号（1086—1094）。

⑦ 伶者：伶人，表演歌舞的人。

⑧ 参军：官名。东汉末曹操以丞相总揽军政，其僚属往往以参丞相军事为名，即参谋军务，简称"参军"。晋以后，凡诸王及将军开府者皆置参军，始定为正式官名。有单称的，有冠以职名的，如咨议、记室、录事及诸曹参军等。沿至隋、唐，始兼为郡官。按唐时官制、诸卫及王府官员俱有录事参军等，外府州亦分别置司录及录事参军等，宋有司户参军，为地方上的低级官员。元废，明、清称经历为参军。

⑨ 宰相：官名。我国封建时代以对君主负责总揽政务的人为宰相。宰是主持，相是辅佐之意。但历代所用官名，与职权广狭程度，各有不同。

⑩ 羽衣：用鸟羽制成的衣服。《汉书·郊祀志》："五利将军亦衣羽衣，立白茅上受印。"颜师古注："羽衣，以鸟羽为衣，取其神仙飞翔之意也。"五利将军，汉武帝时方士栾大。后因称道士之衣服为羽衣。苏轼《后赤壁赋》："梦一道士，羽衣翩仙。"后来也称道士为羽士、羽衣。钱易《南部新书·丙》："忽有羽衣诣门，延之与语。"

⑪ 礼部：官署名。北周始设。隋唐为六部之一，包括魏晋以来客曹及祠部等机构之职掌，分礼部、祠部、主客、膳部四曹，掌礼仪、祭享、贡举等职，长官为礼部尚书。历代相沿，至清末始废部，改设典礼院。

宅库者附耳语曰："今日于左藏库请得相公①料钱一千贯②，尽是元祐钱，合取钧旨。"其人俯首久之，曰："从后门搬入去。"副者举所持挺③扶④其背曰："你做到宰相，元⑤来也只要钱。"是时至尊⑥亦解颜。蔡京作相，弟卞为元枢，卞乃王安石壻，尊崇妇翁，当孔庙释奠时，跻⑦于配享⑧而封舒王。优人设孔子正坐，颜、孟与安石侍侧。孔子命之坐，安石揖⑨孟子居上，孟辞曰："天下达尊，爵⑩居其一。轲仅蒙公爵，相公贵为真王，何必谦乎如此。"遂辑颜子，颜曰："回也陋巷匹夫，平生无分毫事业，公为名世真儒，位号有间，辞之过矣。"安石遂处其上。夫子不能安席，亦避位，安石惶惧拱手云不敢，往复未决。子路在外，愤愤不能堪，径趋⑪从祀堂挽公冶长臂而出，公冶长为窘迫之状谢曰："长何罪?"乃责数之曰："汝全不救获丈人，看取别人家女壻。"其意以讥卞也。时方讥欲升安石于孟子之右，为此而止。又尝设三辈为儒、道、释⑫，各称诵其教。儒曰："吾之所学，仁义礼智信，

---

①　相公：a. 古代称宰相为"相公"。顾炎武《日知录》卷二十四："前代拜相者必封公，故称之曰相公。"王粲《从军》诗："相公征关右，赫怒震天威。"按指曹操；b. 旧时对上层社会年轻人的敬称。《通俗编·仕进》："今凡衣冠中人，皆僭称相公，或亦缀以行次，曰大相公、二相公。"

②　贯：货币单位。

③　挺：棍棒。

④　扶：扶植，扶持。

⑤　元：通"原"。

⑥　至尊：至高无上的地位。古多指皇位，因用为皇帝的代称。贾谊《过秦论》："履至尊而制六合。"杜甫《丹青引》："至尊含笑催赐金，圉人太仆皆惆怅。"

⑦　跻：升，登。《诗经·豳风·七月》："济彼公堂。"

⑧　配享：亦作"配飨"，附祭。古代专指帝王宗庙及孔子庙的附祀，后来通指在其他祠庙中的附祭。《三国志·魏志·齐王芳传》裴松之注："魏氏配飨，不及荀彧。"《晋书·裴秀传》："咸宁初，与石苞等并为王公，配享庙庭。"《明史·礼制四》："〔洪武〕五年，罢孟子配享。逾年，帝曰，孟子辨异端，辟邪说，发明孔子之道，配享如故。"

⑨　揖：a. 拱手为礼；b. 谦让。

⑩　爵：爵位。《礼记·王制》："王者之禄，爵、公、候、伯、子、男、凡五等。"

⑪　径趋：径直快步。

⑫　儒、道、释：即儒教，道教和佛教。儒教，孔子创立的学派。《庄子·齐物论》："故有儒墨之是非。"参见"儒家"。以后形成一种教义：孔教儒教。孔教，亦称"儒教"，把孔子学说当成宗教和佛、道教并列。道教：中国汉民族固有的宗教。渊源于古代的巫术。东汉顺帝汉安元年（142）由张道陵倡导于鹤鸣山。道家：以先秦老子、庄子关于"道"的学说为中心的学术派别。佛教，与基督教、伊斯兰教并称为世界三大宗教。相传公元前6至前5世纪中，古印度迦毗罗卫国（今尼泊尔境内）王子悉达多·乔答摩（即释迦·牟尼）所创立。

曰五常①。"遂演畅其旨，皆采引经书②，不涉媟语③。次至道士④，曰：
"吾之所学，金木水火土，曰五行⑤。"亦说大意。末至僧，僧抵掌曰：
"二子腐生常谈⑥，不足听。吾之所学，生老病死苦，曰五化⑦。藏经渊
奥⑧"，非汝等所得闻，当以现世佛菩萨法理之妙为汝陈⑨之。盖以次问

① 五常：指仁、义、礼、智、信。西汉董仲舒《举贤良对策一》："夫仁、谊（义）、礼、知（智）、信五常之道、王者所当修饬也。"儒家用以配合"三纲"，作为维护封建等级制度的道德教条。

② 经书：指历来被尊崇为典范的著作或宗教的典籍。亦指记载一事一艺的专书。如十三经、《道德经》《古兰经》《茶经》《五木经》。《荀子·劝学》："学恶乎始，恶乎终？其数则始乎诵经，终乎读礼。"

③ 媟语：言语过于轻狂，不庄重。媟，义同"亵"。因太亲近而态度不恭敬。《新书·道术》："接遇慎容谓之恭，反恭为媟。"

④ 道士：a. 指奉守道教经典规戒并熟悉各种斋醮祭祷仪式的人。一般指道教的宗教职业者；b. 指方士。《汉书·王莽传下》："卫将军王涉、素养道士西门君惠，君惠好天文谶记。" c. 泛称有道之士；d. 佛教僧侣。宗密《盂兰盆经疏》卷下："佛教初传此方，呼僧为道士。"

⑤ 五行：指木、火、土、金、水五种物质。中国古代思想家企图用日常生活中常见的上述五种物质来说明世界万物的起源和多样性的统一，为一哲学范畴。较早资料主要保存在《左传》《国语》《尚书·洪范》等书中。战国时，"五行"学说流行，并出现了相生相克的原理。

⑥ 腐生常谈：即老生常谈之意。旧谓老书生常讲的话，没有新意思。后比喻听惯的一套老话头。腐生，从已死的或腐烂的东西中而获生机的。

⑦ 五化：即生老病死苦。

⑧ 渊奥：深邃古奥。

⑨ 陈：陈述。

我。"曰："敢①问生②"。曰："内自太学③辟雍④，外至下州偏县，凡秀才⑤读书，尽为三舍生⑥。华屋美馔⑦，月书季考，三岁⑧大比⑨，脱白挂绿，上可以为卿⑩相⑪。国家之于生也如此。"曰："敢问老。"曰："老而孤独贫困，必陷沟壑⑫。今所在立'孤老院'，养之终身。国家之于老也如此。"曰："敢问病。"曰："不幸而有病，家贫不能拯疗，于是有'安济坊'，使之存处，差医付药，责以十全之效。其于病也如此。"曰："敢问死。"曰："死者人所不免，唯穷民无所归，则择空隙

---

① 敢：谦辞，有冒昧的意思。

② 生：a. 古时儒者之称。《史记·儒林列传》："言礼自鲁高堂生。"司马贞索引："自汉以来儒者皆号生，亦先生者省字呼之耳。"引申为人士的通称；b. 旧时指弟子、门徒，如门生、诸生。又为自谦之辞：如晚生、侍生。

③ 太学：古学校名，即国学。相传虞设庠，夏设序，殷设瞽宗，周设辟廱，即古太学。《大戴记·保傅》："帝入太学，承师问道。"汉武帝刘彻元朔五年（公元前124）始设太学，立五经博士。弟子五十人。为西汉太学之始，东汉时太学大发展，顺帝（刘保）时有二百四十房，一千八百五十室。质帝（刘缵）时太学生多达三万人。隋初置国子寺，炀帝（杨广）时改为国子监。宋也兼置国子、太学。明以后，不设太学，只设国子监，在监读书的称太学生。

④ 辟雍：亦作"辟廱""辟雝""璧雍"。本为西周天子所设大学。《礼记·王制》："大学在郊，天子曰辟雍，诸侯曰判宫。"据蔡邕《明堂月令论》，辟雍之名，乃"取其四面周水，圜如璧。"东汉以后，历代皆有辟雍，除北宋末年为太学之预备学校（亦称"外学"）外，均仅为祭祀之所。

⑤ 秀才：亦称茂才。本系通称才之秀者，始见于《管子·小匡篇》。汉以来成为荐举人员科目之一。南北朝时最重此科。唐初置秀才科，后渐废去，仅作为对一般读书人的泛称。明太祖曾采取荐举之法，举秀才数十人，任以知府等官。后即专用的称府、州、县学的生员。

⑥ 三舍生：由三舍法取得的士，故称。当时科举偏重文词，王安石认为不能造就有用人才，改为学校与科举相结合的制度。熙宁四年（1071）定三舍法，分太学为上舍、内舍、外舍，并确立太学生的肄业、考核及出身的各种规章。在一定年限及条件下，外舍生得升入内舍，内舍生得升入上舍。最后按照科学的考试法，分别规定其出身并授以官职。在绍圣中，并一度将科举完全废止，专以三舍为取士途径。

⑦ 馔：食物。

⑧ 三岁：三年。

⑨ 大比：a. 周代每三年调查一次人口，并考查官吏。《周礼·秋官·小司寇》："及大比，登民数自生齿以上，登于天府。"又《地官·乡大夫》："三年则大比，考其德行、道艺，而兴贤者、能者。"b. 隋唐后泛指科举考试。白行简《李娃传》："其年遇大比，诏征四方之隽，生应直言极谏科，策名第一。"明清两代特科乡试为"大比"。每隔三年举行一次，各县、州、府的应试者齐集省城，由朝廷派官主考。录取的称为举人。

⑩ 卿：古代高级长官或爵位的称谓。

⑪ 相：辅助君主掌管国事的最高官吏，后来称作宰相、丞相、相国。

⑫ 沟壑：溪谷。《淮南子·说山训》："大蔡神龟，出于沟壑。"引申指野外之处。《孟子·万章下》："志士不妄在沟壑。"

地为'漏泽园',无以①殓②,则与之棺,使得葬埋,春秋享③祀④,思及泉壤。其于死也如此。"曰:"敢问苦。"其人瞑目不应,阳若恻悚然⑤。促之再三,方蹙额答曰:"只是百姓一般受无量苦。"徽宗为恻然⑥长思,弗⑦以为罪。绍兴⑧中,李椿年行经界量田法⑨,方事之初,郡⑩邑⑪奉命严急,当其职者颇困⑫之。优者为先圣、先师⑬鼎足⑭而坐,有弟子从末席⑮起,咨叩所疑。孟子⑯奋曰:"仁政⑰必自经界始。吾下世千五百年,其言乃为圣世所施用。三千之徒,皆不如我。"颜子⑱默

---

① 无以:没有……的办法。

② 殓:把死人装入棺材。

③ 享:①祭献,上供。《诗·小雅·楚茨》:"以享以祀。"郑玄注:"享,献也。"②通"飨"。《左传·定公十年》:"齐候将享公戍"。③享受,享用。《晋书·傅玄传》:"天下享足食之利。"

④ 祀:①祭礼。《左传·文公二年》:"祀,国之大事也。"《盐铁论·诛秦》:"宗庙绝祀。"一种供奉"鬼神"的迷信活动。②商代称年为祀。《尚书·洪范》:"惟十月三祀。"

⑤ 恻悚然:悲痛恐惧的样子。

⑥ 恻然:悲痛的样子。

⑦ 弗:不。

⑧ 绍兴:年号。a. 宋高宗年号(1131—1162);b. 西辽仁宗年号(1151—1163)。

⑨ 经界量田法:古代井田的界划丈量。经,即界划丈量。界,指田沟之类的界线。《孟子·滕文公上》:"夫仁政必自经界始,经界不正,井地不钧,谷禄不平。是故暴君污吏必慢其经界。经界既正,分田制禄,可坐而定也。"

⑩ 郡:春秋至隋唐时的地方行政区划名。

⑪ 邑:旧时县的别称。《汉书·傅宽传》:"赐食邑雕阴。"颜师古注引孟康曰:"县名,属上郡。"

⑫ 困:为动词,为之困苦。

⑬ 先圣、先师:在前的圣人、老师,尊称。(一般指已去世了的圣人、老师)

⑭ 鼎足:比喻三方并峙,犹如鼎之三足。《史记·淮阴候列传》:"三分天下,鼎足而居。"又《货殖列传》:"夫三河在天下之中,若鼎定。"《汉书·彭宣传》:"宣上书言三公鼎足承君,一足不任,则覆乱美实。"

⑮ 末席:指最后的席位。

⑯ 孟子:(前372—前289),战国时的思想、政治、教育家,名轲,字子舆。邹(今山东邹县东南)人。受业于子思的门人。著《孟子》一书,代表其政治思想。

⑰ 仁政:儒家的政治主张。认为当权者不仅对人民进行道德教育,而且还须施行"仁政",争取人心。孔子在对其"仁"所作的解释中,已有关于"仁政"的思想。孟子发挥孔子学说,明确提出"仁政"这一观点。《孟子·梁惠王上》:"王如施仁政于民,省刑罚,薄税敛,深耕易耨,壮者以暇日修其孝悌忠信,入以事其父兄,出以事其长上,可使制梃以挞秦楚之坚甲利兵矣。"

⑱ 颜子:(前521—前490),即颜渊、颜回,春秋末鲁国人。名回,字子渊。孔子学生。贫居陋巷,箪食瓢饮,而不改其乐。孔子称赞他的德行,并说他"其心三月不违仁。"(《论语·雍也》)早卒,孔子极悲恸。后被封建统治者尊为"复圣"。

默无语。或①于傍笑曰："使②汝存在非短命而死，也须做出一场害人事。"时秦桧③主张李议，闻者畏获罪，不待此段之毕，即以谤亵④圣贤，叱⑤执送狱，明日杖⑥而逐出境。

壬戌省试⑦，秦桧之子熺，侄昌时、昌龄皆奏名，公⑧议籍籍⑨而无敢辄⑩语。至乙丑⑪春首，优者即戏场设为士子⑫赴南宫⑬，相与⑭推论知举官为谁，或指侍从某尚书⑮某侍郎⑯当主文柄⑰，优长曰："非也。

---

① 或：有的人。

② 使：假使。

③ 秦桧：南宋人（1090—1155），字会之，江宁（治今南京市）人。政和进士。北宋末任御史中丞。靖康二年（1127）被俘到北方，成为金太宗弟挞懒的亲信。建炎四年（1130）随金军至楚州（今江苏淮安），被挞懒遣归。绍兴年间两任宰相，前后执政十年，主张投降，为高宗所宠信。杀抗金名将岳飞，贬逐张浚、赵鼎等多人。主持和议，向金称臣纳币的政策。

④ 谤亵：诽谤。

⑤ 叱：大声呵斥。

⑥ 杖：名词作动词，杖打。

⑦ 省试：唐宋时各州县贡士到京师，由尚书省的礼部主试，通称省试，或礼部试，相当于明清时的会试。

⑧ 公：对人的尊称。

⑨ 籍籍：亦作"藉藉"，纷乱的样子。常形容众口喧腾或声名甚盛。《汉书·刘屈氂传》"上问：'丞相何为？'对曰：'丞相秘之，未敢发兵。'上怒曰：'事籍籍如此，何谓秘也？'"又《江都易王非传》："国中口语籍籍。"颜师古注："籍籍，喧聒之意。"

⑩ 辄：a."即"意；b.不动貌。

⑪ 乙丑：干支纪年法，六十为一花甲子。

⑫ 士子：a.士大夫。《诗·小雅·北山》："偕偕士子，朝夕从事。"毛传："士子，有王事者也。"b.犹"学子"。旧时读书人的称呼。杜甫诗："士子甘旨阙，不知道里寒。"

⑬ 南宫：a.即尚书省，象列宿的南宫。东汉郑宏为尚书令，著有《南宫故事》；南齐丘仲孚为尚书右丞，亦著《南宫故事》百卷；b.宋代皇室子弟的学塾。《宋史·职官志五》："咸平（宋真宗年号）初，遂命诸王府官，分兼南北宅教授。南宫者，太祖太宗诸王之子孙处之，所谓睦亲宅也。"

⑭ 相与：a.相交往。《吕氏春秋·慎行》："为义者则不然，始而相与，久而相信，卒而相亲。"高攀龙《与叶同适书》："朋友相与，须尽力砭其失，方有进处。"b.共同。陶潜《移居》诗："奇文共欣赏，疑义相与析。"

⑮ 尚书：官名。

⑯ 侍郎：官名。

⑰ 文柄：a.旧谓以文章试士的取舍权柄。姚合《寄陕府郭冏端公》诗："相府执文柄，念其心专精，薄艺不退辱，特列为门生。"b.评量一代文学的权衡。王士禛《古诗选·五言诗凡例》："固知此道真赏，论定不诬，非可以东阳（沈约）、零陵（范云）身参佐命，遂堪劫持一代文柄也。"

今年必差彭越①。"问者曰："朝廷之上，不闻有此官员。"曰："汉梁王也。"曰："彼是古人，死已千年，如何来得？"曰："前举是楚王韩信②，彭越一等人，所以知今为彭王。"问者嗤其妄，且扣厥③指，笑曰："若不是韩信，如何取得他三秦？"四座不敢领略，一哄④而出。秦亦不敢明⑤行谴罚云。

《清稗类钞·李静岚知医》

德州⑥李静岚知医，尝⑦以方书疗家人疾，立效。会⑧母夫人病下痢⑨，侍汤药，谓必以梅诸治之，群医不可。既而⑩病剧，溁药时，觅得藏袖间，潜⑪投之，果愈。

---

① 彭越：（？—前196），汉初诸侯王。字仲，昌邑（今山东金山西北）人。秦末聚众起兵。楚汉战争时，将兵三万余归刘邦，略定梁地（在今河南东南部），屡断项羽粮道。不久率兵从刘邦击灭项羽于垓下（今安徽灵璧南）。封梁王。汉朝建立后，因被告发谋反，为刘邦所杀。

② 韩信：（？—前196），汉初诸侯王。淮阴（今江苏清江西南）人。初属项羽，继归刘邦，被任为大将。楚汉战争时，刘邦采其策，攻占关口。刘邦在荥阳，成皋间与项羽相持时，使他率军抄袭项羽后路，破赵取齐，占据黄河下游之地。后刘邦封他为齐王。不久率军与刘邦会合，击灭项羽于垓下（今安徽灵璧南）。汉朝建立，改封楚王。后有人告他谋反，降为淮阴侯。又被告与陈豨勾结在长安谋反，为吕后所杀。他善于将兵，自称"多多益善"，著有《兵法》三篇，今佚。

③ 厥：代词，其。

④ 哄：喧闹。

⑤ 明：公开地，明白地。

⑥ 德州：秦设鬲县，隋为长河、将陵两县地。宋为将陵县，元为陵州，明、清为德州。

⑦ 尝：曾经。

⑧ 会：恰巧，适逢。

⑨ 下痢：泻下痢疾。痢，即痢疾。中医学病证名称。古称"肠澼""滞下"。又因症情不同而有赤痢、白痢、赤白痢、噤口痢、休息痢等名。初起多属湿热积滞，久痢多属虚寒。

⑩ 既而：不久之后。

⑪ 潜：偷偷地，秘密地。

《清稗类钞·金某治孙渊如胫》

孙渊如官①京师②时，尝被车压，折胫骨③，为金某治愈，惟④右足尚较短左足寸许⑤，服雄黄⑥浸烧酒四十九日，足发赤斑而愈。金云："骨皆可接，凡人之胎生各骨，如花木之枝，随处可粘。惟须胃健，多进饮食，能生新血以益气耳。若后生之骨，如齿牙、膝盖、脑骨，则断不能接。所以用雄黄烧酒者，雄黄能去瘀血⑦，烧酒无损脾胃。瘀血不尽，虽治愈，遇阴雨必变也。"

《清稗类钞·泰山道士以剑治百病》

道士⑧，泰安⑨人，居泰山麓⑩，年八十余。能于鼻中吹气一缕⑪，

---

① 如官：做官。

② 京师：a. 首都的旧称。《公羊传·桓公九年》："京师者，天子之居也。京者何？大也。师者何？众也。"b. 明制：京师附近地区不投布政使司，各府、州直隶于京师，这一地区即称为京师，也叫直隶。明初建都应天府（今南京市），京师地区相当于今江苏、安徽、上海两省一市。永乐十九年（1421）迁都顺天府（今北京市），京师相当于今北京，天津两市和河北省的大部分。

③ 胫骨：人小腿两长骨之一，在内侧，较粗。

④ 惟：只是。

⑤ 许：左右。

⑥ 雄黄：中药名称。辛、苦、温之品，具有解毒杀虫的功用，用于痈疽疔疮、疥癣、虫毒蛇伤、虫积腹痛等证。

⑦ 瘀血：中医学名词，指体内血液瘀滞。多因跌仆损伤、寒凝气滞、瘀热内结等致离经之血留而成瘀，或脉络失于通利，血液运行受阻所致。由于瘀血留阻的原因和部位不同，表现的症状亦不一致。如肢体局部疼痛，或胁腹证结瘕块，或神志失常，舌见瘀斑，皮肤出现青紫，以及妇女经闭等证。

⑧ 道士：a. 指奉守道教经典规诫并熟悉各种斋、祭、祷仪式的人，一般指道教的宗教职业者；b. 即"方士"；c. 泛指有道之士；d. 佛教僧侣。

⑨ 泰安：地名。

⑩ 麓：山脚。《诗·大雅·旱麓》："瞻彼旱麓，榛楛济济。"（旱：山名。）

⑪ 缕：一条一条地。

可二三丈，凝结不散，寻①复②纳入，盖③练气已成也。有古剑，可治百病，治疫疠④尤验。某年，里中⑤大疫，死亡无算⑥，凡延⑦道士者，必转危为安，仅以剑悬中堂⑧俄顷⑨而已。某姓一家数口，相继死，幼子年三岁，亦垂毙。道士仗剑至，怒目视榻上，半晌，子手足忽屈伸，索茶，饮以药，卒得⑩不死。道士性风雅，筑楼三楹⑪，颜⑫曰"剑气"。风雨之夕，往往剑出匣⑬三寸许，其铓⑭如秋水也。

《清稗类钞·叶天士更十七师而成名医》

某家聚妇，甫却扇⑮，而妇晕绝，延⑯天士诊之。天士掩鼻入房，

---

① 寻：副词，随即，不久。

② 复：再。

③ 盖：a. 副词，大概；b. 连词，原因；c. 句首语气词。

④ 疫疠：中医学名词。亦称"疠气""戾气""疫气"。古人认为疫疠之气不同于六淫之邪，乃自然界别有一种"异气"伤人致病，具有强烈的传染性和流行性。《素问·刺法论》已有记述。明·吴又可《温疫论》的论述中有进一步的发展。如"疫者，感天地之厉（疠）气。""邪之着人，有自天（自然界）受之，有传染受之，所感虽殊，其病则一。"并认为不同的"戾气"，可以侵犯不同藏府和经络，产生各种传染性疾病。

⑤ 里中：即乡里。里：古时居民聚居的地方。《诗·郑风·将仲子》："将仲子兮，无逾我里。"毛传："逾，越；里，居也。二十五家为里。"《汉书·食货志上》："在野曰庐，在邑曰里。"

⑥ 无算：无法计算。

⑦ 延：延请。

⑧ 中堂：厅堂的正中。《仪礼·聘礼》："公侧袭受玉于中堂与东楹之间。"郑玄注："中堂，南北之中也。"

⑨ 俄顷：顷刻，一会儿。《晋书·王戎传》："籍每适浑，俄顷辄去；过视戎，良久然后出。"杜甫《茅屋为秋风所破歌》："俄顷风定云墨色，秋天漠漠向昏黑。"

⑩ 卒得：终于能够。

⑪ 楹：柱子。《左传·庄公二十三年》："丹桓宫之楹。"（丹）用红漆涂饰。桓：指鲁桓公。

⑫ 颜：门框上的横匾。《新唐书·马燧传》："帝榜其颜以宠之。"（榜：题字。）

⑬ 匣：匣子，盒子。

⑭ 铓：a. 刀剑等的尖锋。韩愈《祭田横墓文》："何五百人之扰扰，而不能脱夫子于剑铓?"b. 通"芒"，光芒。左思《吴都赋》："雄戟耀铓。"

⑮ 甫却扇：刚刚关却门扇。甫：开始，刚刚。《汉书·匈奴传上》："伤痍者甫起。"（受伤的人刚刚能起来。）

⑯ 延：延请。

视之，曰："易治耳"。令人舁①妇至中堂，命取人粪数桶，围置而搅之，秽气②蒸腾，妇遂苏③。叶曰："此为香麝④闭气所致，故以秽气解之。新房须撤去香物，方可入，再发，恐不治。"如其言，果瘳⑤。

《三国志·方技传》裴松之注

《佗别传》：又有人苦头眩⑥，头不得举⑦，目不得视，积年⑧。佗使悉⑨解衣倒悬，令头去地一二寸，濡⑩布试身体，令周帀，候视诸脉⑪，尽出五色。佗令弟子数人以𬭳刀⑫决脉，五色血尽，视赤血，乃下，以膏摩⑬被覆⑭，汗自出周帀⑮，饮以亭历大血散⑯，立愈。

第七章　医林故事

《后汉书·方术列传·郭玉》范晔

郭玉者，广汉①雒人②也。初③，有老父不知何出④，常渔钓于涪水⑤，因号⑥涪翁。乞食人间，见有疾者⑦，时下针石⑧，辄应时⑨而效⑩。乃著《针经》《诊脉法》⑪ 传于世。弟子程高寻求⑫积年⑬，翁⑭

---

① 广汉：古地县、郡名。汉高祖置。汉高帝六年（前201）。分巴、蜀二郡置，治所在乘乡（一作"绳乡"，今四川金堂东），东汉移至雒县（今四川广汉北）。

② 雒：（雒县）古县名。西汉置。治所在今四川广汉北；隋以后在广汉。元代废入汉州。东汉至南北朝时曾为益州及广汉郡、新都郡治所。

③ 初：时间副词，初时，先时。

④ 何出：即"出何"，出生于何地，什么地方。

⑤ 涪水：即涪江。嘉陵江支流，在四川省中部。

⑥ 因号：因而于是。号，名词作动词。

⑦ 疾者：患病的人。疾，名词作动词，患病。

⑧ 针石：砭石。古以砭石为针而治病用具。《后汉书·赵壹传》："针石运乎手爪。"李贤注："古者以砭石为针。"《西斋话记》："陇州道士曾若虚者，善医，尤得针砭之妙术。"针，用金属制作的银针，用于治疗人体疾病的医疗用具。古分"九针"。砭，即砭石，我国石器时代产生和运用的一种古老的医疗工具。多用于人体之脓痈疮疱的外科疾患。

⑨ 应时：随时。

⑩ 效：名词作动词，生效。

⑪ 《针经》《诊脉法》：均为古医书名称，失传。前者论针石治疗疾病的因机证治；后者论人体脉象诊察。

⑫ 寻求：寻师学求。

⑬ 积年：多年。积，积聚，积累多。

⑭ 翁：老头子，老人。

乃①授之。高亦隐迹不仕②。玉少师事高③，学方④诊⑤六微⑥之技，阴阳隐侧之术⑦。和帝⑧时，为太医丞⑨，多有效应⑩。帝奇⑪之，仍⑫试令嬖臣美手腕者⑬，与女子杂处帷中⑭，使玉各诊一手，问所疾苦⑮。玉曰："左阳右阴，脉有男女⑯，状⑰若异⑱人。臣疑其故⑲。"帝叹息称善⑳。

玉仁㉑爱不矜㉒，虽贫贱厮养，必尽㉓其心力。而㉔医疗贵人㉕，时

① 乃：副词，才。

② 隐迹不仕：名词作动词。隐藏行迹、行踪，不做官。仕：旧称做官为之仕。《荀子·大略》："学者非必为仕"。不仕：不做官，此"仕"和"不"连用，即名词作动词用。

③ 少师事高：（玉）年轻时把程高作为老师那样对待。少，少时，年轻时。师，名词作状语，像……那样。事，对待，侍奉。师事，以师礼相待。

④ 方：处方。

⑤ 诊：诊治。

⑥ 六微：六气学说。六气是自然界中太阳、阳明、少阳、太阴、少阴、厥阴六气，其轮转变化与人体生理、病理息息相关，而其道理高深微妙，故用"六微"。（《内经·六微旨大论》专论此。）

⑦ 阴阳隐侧之术：（有关）阴阳变化的精妙深奥学问。隐，精微，精妙。侧，隐伏。作形容词，指隐藏不露的、深奥的。术，技术，学问。

⑧ 和帝：东汉刘肇，89—105 年在位。

⑨ 太医丞：即太医令（掌管医疗行政事务的长官）的下属医官。

⑩ 效应：指治疗的效果，应验。

⑪ 奇：意动词，以之为奇怪。

⑫ 仍：连词，因而，于是"乃"。

⑬ 嬖臣美手腕者：此句为定语后置句，即为"美手腕之嬖臣"。嬖臣，指受宠的后宫小臣。嬖，宠爱，宠幸。美，作动词用，此指白而纤细。

⑭ 杂处帷中：用以遮闭的帷幕。帷，帷幕。

⑮ 所疾苦：名词作动词，所……的地方，……的部位。

⑯ 左阳右阴，脉有男女：即左手是阳性脉，右手是阴性脉；脉象有男脉，有女脉。阳性脉为男，阴性脉为女，故有所怀疑。

⑰ 状：形状。

⑱ 异：不相同的。

⑲ 故：缘故。

⑳ 称善：称好。

㉑ 仁：古代一种含义广泛的道德观念，其核心是指对人的亲善、仁爱。具体的有不同解释。例如《庄子·天地》："爱人利物之谓仁。"（爱护人、造福万物的就叫作仁）。孔子以恭、宽、信、敏、惠、智、勇、忠、恕、孝、弟为"仁"的具体内容，并以"己所不欲，勿施于人""己欲立而立人、己欲达而达人"作为实行仁的方法。

㉒ 矜：骄傲自大、夸大。

㉓ 尽：形容词作使动词，使出……全部。

㉔ 而：转折连词，但是。

㉕ 贵人：地位显贵的人。

或①不愈。帝乃②令贵人羸服③变处④，一针⑤即差⑥。召玉诘问⑦其状⑧，对曰⑨："医之为言意也⑩，腠理至微⑪，随气用巧⑫；针石之间⑬，毫芒即乖⑭。神存于心手之际⑮，可得解⑯而不可得言⑰也。夫⑱贵者处尊高⑲以⑳临㉑臣，臣怀怖慴㉒以㉓承㉔之，其㉕为疗㉖也。有四难焉㉗：自用㉘意

———————————

① 时或：时常有的人。或，否定指代词，有人。

② 乃：于是。

③ 羸服：破旧衣服。名词作动词，穿上……。羸，劣，坏。

④ 变处：改变住处，居处。

⑤ 针：名词作动词，扎针。

⑥ 差：病愈。

⑦ 诘问：追问，责问。诘，查究。

⑧ 其状：其中的原状、原委。

⑨ 对曰：回答说。

⑩ 医之为言意也：即"医者意也。""医"这个字，就是"意"的意思。意，个人的想法，指医生根据四诊所得的材料，在内心进行周密的分析、综合、判断、确定治则，并集中精神进行治疗等一系列的思维活动。"之为言"是古书的注释术语，表示声训关系，即释词与被释词音近（音同）义通。例如《素问·五运行大论》王冰注：引《白虎通》"脾之为言，并也，谓四气并之也。"

⑪ 腠理至微：此指人体生理功能的极微妙。腠理，皮肤腠理肌肉之间。至微，极其精微、微妙。

⑫ 随气用巧：即随着经气的运行，运用针刺的技巧。唐·王冰说："针曰工巧，药曰神圣。"气，指行运于经脉内的经气。巧，技巧。

⑬ 针石之间：用针刺治疗的时候。针石，以砭石为针刺治疗。间，指在某一时间之内。

⑭ 毫芒即乖：只要有一毫一芒的误差，就事与愿违了。毫，鸟兽身上细长而尖锐的毛。芒，麦芒、麦粒顶端尖细的毛刺。毫芒，比喻极细微的误差。乖，背离，违背。这里指背离了治愈疾病这个目的。

⑮ 神存于心手之际：即病人气血运行的情况存在于医生的心手之中。神，此指病人的气血运行情况。际，中间，里边，如"脑际"。

⑯ 解：理解，领悟。

⑰ 言：说。

⑱ 夫：指代词，那些。

⑲ 尊高：形容词作名词，崇高的地位。

⑳ 以：连词，而。

㉑ 临：从高处往低处看，引申为从上面监视着。

㉒ 怖慴：形容词作名词，惶恐畏惧，指……的心情。

㉓ 以：而。

㉔ 承：顺承，奉承。

㉕ 其：句首语气词，无义。

㉖ 为疗：治疗。

㉗ 焉：语气词，表肯定。

㉘ 用：任用，采用。

而不任①臣，一难也；将身不谨②，二难也；骨节③不彊④，不能使药⑤，三难也；好逸恶劳，四难也。针有分寸，时有破漏⑥；重以恐惧之心，加以裁慎之志⑦，臣意⑧且⑨犹⑩不尽⑪，何有于病哉⑫？"（此其所为⑬不愈也⑭）。帝善⑮其对。年老卒官⑯。

《三国志·方技传·华佗》

华佗字⑰元化，沛国⑱谯⑲人也，一名旉⑳。游学于徐土，兼通㉑数

---

① 任：听任，听从。

② 将身不谨：即保养身体不慎重小心。将，动词，将养。《诗·小雅·四牡》："不遑将父"（没有空闲去供养父亲）。谨，谨慎。

③ 骨节：骨头关节，泛指整个身体。

④ 彊：即"强"，强健。

⑤ 使药：用药。

⑥ 针有分寸，时有破漏：针刺的浅深有一定的限度，针刺的时间常会错过。分寸，指说话或做事的适当限度。时，时间，时辰。破，突破，冲破。漏，漏壶的简称（古代的计时铜器），借指时间。

⑦ 重以恐惧之心，加以裁慎之志：加上惶恐畏惧的心理，加上裁处问题时谨小慎微的思想。重以，同"加以"，加上。裁，裁处、衡量处理。慎，此指由于恐惧而过度谨慎。

⑧ 意：内心的想法。

⑨ 且：尚且。

⑩ 犹：还。

⑪ 尽：形容词作动词，全部做到。

⑫ 何有于病哉：对于疾病又会有什么疗效呢？哉，反问句式，对……又有什么……呢？何有于……哉？对……又有什么呢？

⑬ 所为：为……的原因。

⑭ 也：判断句。

⑮ 善：形容词意动，以……为善，认为……好。

⑯ 卒官：即"卒（于）官"。卒，死。旧时称帝后死曰崩，候王死曰薨，大夫死曰卒。官：官位。

⑰ 字：古时根据名的字义另取的一个称谓。《史记·老子列传》："姓李氏，名耳，字伯阳。"

⑱ 沛国：汉朝一个王国，在今安徽省宿县西北一带。

⑲ 谯：沛国下属的一个县，在今安徽省亳州市。

⑳ 旉：古"敷"与"旉（专）"相似，"旉"是"敷"的古字。

㉑ 兼通：同时通晓。

经①。沛相②陈珪举③孝廉④，太尉⑤黄琬辟⑥之，皆不就⑦。晓养性⑧之术，时人⑨以为年且⑩百岁而⑪貌有壮容⑫。又精方药，其疗疾，合汤不过数种，心解分剂，不复⑬称量，煮熟便饮，语⑭其节度⑮，舍去辄⑯愈。若当灸⑰，亦不过两处，每处不过七八壮⑱，病亦应除。若当针⑲，亦不过两处，下针言"当引某许，若至，语人"。病者言"已到"，应便拔针，病亦行差⑳。若病结积㉑在内㉒，针药所不能及㉓，当须刳割㉔

① 经：儒家经典著作。
② 沛相：沛国国相。汉代行政区区划分两类：一类是中央直辖的行政区，称郡，郡的最高行政长官叫太守；一类是由皇帝封为王的行政区，称国。王国的官吏，除国王外，最高的行政长官叫相，由中央政府委派。
③ 举：推荐，选拔。
④ 孝廉：汉代选拔人才制度，每年由地方官吏推荐一批比较符合封建社会德才标准的人到朝廷里去，以备来日录用为官，这被推荐的人称"孝廉"。
⑤ 太尉：官名。秦始置，汉代沿置。为辅佐皇帝实行统治的最高武官，职掌全国军事，为全国军队首领，与丞相、御史大夫并称三公。汉武帝时改称大司马。东汉光武帝复称太尉，与司徒、司空，并称三公。
⑥ 辟：征招，任用。
⑦ 就：就职，就任。
⑧ 养性：即养生之道。
⑨ 时人：当时之人。
⑩ 且：副词，将近。
⑪ 而：连词，却。
⑫ 壮容：健壮的容貌。
⑬ 复：再。
⑭ 语：告。
⑮ 节度：法度的意思。《荀子·乐论》："饮酒之节，朝不废朝，莫不废夕。"又《成相》："言有节，稽其实，信诞以分赏罚必。"
⑯ 辄：就。
⑰ 灸：名词作动词，用艾条灸治。
⑱ 壮：壮数。即每次施灸所点燃的艾炷数。不论用直接灸法或间接灸法，凡施灸时点燃一个艾炷，叫作一壮。
⑲ 针：名词作动词，扎针。
⑳ 差：病愈。
㉑ 结积：结聚，积聚。
㉒ 内：体内。
㉓ 及：作动词，及到，到达的地方。
㉔ 刳割：刳，剖开。割，割破。同义词。

者，便饮其麻沸散①，须臾②便如醉死无所知，因破取。病若在肠中，便断肠③湔洗④，缝腹⑤膏摩⑥，四五日差⑦，不痛，人亦不自寤⑧，一月之间，即平复⑨矣。

故甘陵⑩相夫人有娠⑪六月，腹痛不安，佗视脉⑫，曰："胎已殆矣。"使人手摸知所在⑬，在左则男，在右则女。人云"在左"，于是为⑭汤下之，果下男形，即愈。

县吏⑮尹世苦四肢烦⑯，口中干⑰，不欲⑱闻人声，小便不利。佗曰："试作热食，得汗⑲则愈；不汗，后三日死。"即作热食而不汗出，佗曰："藏气⑳已绝于内㉑，当啼泣而绝㉒。"果如佗言。

---

① 麻沸散：华佗发明的一种用于外科手术的麻醉剂。有人认为是由曼陀罗花、生草乌等一些中药，加上酒冲服，具有麻醉作用。

② 须臾：不一会儿，很短的时间。

③ 断肠：截断肠子。

④ 湔洗：冲洗干净。湔，洗。

⑤ 缝腹：缝合腹部刀口。

⑥ 膏摩：名词作动词，用膏药敷涂按摩。

⑦ 差：病愈。

⑧ 不自寤：不自醒。寤：a. 睡醒，与"寐"相对，泛指醒过来；b. 通"悟"，醒悟。张衡《东京赋》："盖亦览东京之事以自寤乎。"

⑨ 平复：疾病的恢复、平复。

⑩ 甘陵：汉代郡名。

⑪ 娠：怀孕，妊娠。

⑫ 视脉：诊视脉象。

⑬ 所在：所在的部位，在……地方。

⑭ 为：动词，用药汤。

⑮ 县吏：郡县之官吏。

⑯ 苦四肢烦：苦于上下手足之烦扰。

⑰ 干：干燥。

⑱ 不欲：不想。

⑲ 汗：名词作动词，发汗，出汗解。

⑳ 藏气：脏腑之气机，也就是人体的生命活动。

㉑ 内：体内。

㉒ 绝：死亡。

府吏①儿寻、李延共②止③，俱④头痛身热，所苦⑤正同。佗曰："寻当下之⑥，延当发汗⑦。"或⑧难⑨其异，佗曰："寻外实，延内实⑩，故治之宜殊⑪。"即各与药，明旦⑫并起⑬。

监涁严昕与数人共候佗，适⑭至⑮，佗谓⑯昕曰⑰："君⑱身中佳否？"昕曰："自如常。"佗曰："君有急病见于面，莫多饮酒。"坐毕归，行数里，昕卒⑲头眩坠⑳车，人扶将还，载归家，中宿㉑死。

故督邮顿子献得病已差㉒，诣㉓佗视脉，曰："尚虚，未得复㉔，勿为劳事㉕，御㉖内即死。临死，当吐舌数寸。"其妻闻其病除，从百余里

---

① 府吏：官府之官员，当差。吏：①旧时大小官员的通称，如大吏、长吏。《国语·周礼上》："百吏庶民。"韦昭注："百吏，百官也。"《后汉书·李通传》："不乐为吏，乃自免归。"②专指官府中的胥吏或差役。古乐府《孔雀东南飞》："君既为府吏。"杜甫《石壕吏》诗："暮投石壕林，有吏夜捉人。"

② 共：共同，共有。

③ 止："趾"的古字。《汉书·刑法志》："斩左止。"颜师古注："止，足也。"

④ 俱：都。

⑤ 所苦：所患……疾病。

⑥ 下之：攻下，（病）从便出。

⑦ 发汗：解肌发表。

⑧ 或：无指代词，有的人。

⑨ 难：责难，责怪。

⑩ 外实，内实：指人体内外的虚实。

⑪ 宜殊：应该不同。

⑫ 明旦：第二天早上。

⑬ 并起：（同时病愈）共同站起来。

⑭ 适：副词，刚好，恰好。

⑮ 至：刚好到达。

⑯ 谓：谓……

⑰ 曰：对……说。

⑱ 君：对他人的尊称。

⑲ 卒：通"猝"，突然，仓猝。《汉后书·仲长统传》："军旅卒发。"

⑳ 坠：落下，掉下。

㉑ 中宿：隔宿。《左传·僖公二十四年》："女（汝）为惠公来求杀余，命女三宿，女中宿至，虽有君命，何其速也。"

㉒ 差：病愈。

㉓ 诣：到……去。《史记·文帝本记》："乘传诣长安。"

㉔ 未得复：没有能够恢复。

㉕ 劳事：指房劳、心劳之类的事。

㉖ 御：驾驶车马。《论语·子罕》："吾何执，执御乎？执射乎？吾执御矣。"《诗·小雅·车攻》："徒御不惊。"

来省①之，止宿交接，中间三日发病，一如佗言。

督邮②徐毅得病，佗往省之。毅谓佗曰："昨使医曹吏刘租针③胃管讫，便苦④咳嗽，欲卧不安。"佗曰："刺不得胃管，误中肝也，食尝日减，五日不救。"遂⑤如佗言。

东阳⑥陈叔山小男二岁得疾，下利⑦常先啼，日以羸⑧困⑨。问佗，佗曰："其母怀躯⑩，阳气内养，乳中虚冷，儿得母寒，故令不时愈⑪。"佗与四物女宛丸，十日即除。

彭城⑫夫人夜之⑬厕，虿⑭螫⑮其手，呻呼无赖⑯。佗令温汤近热，渍⑰手其中，卒可得寐⑱，但⑲旁人数⑳为易㉑汤，汤令煖之，其旦㉒即愈。

---

① 省：检查，察看，看望。

② 督邮：官名。汉代各郡的重要属吏，代表太守督察县乡，宣传教令，兼司狱讼捕亡等事。每郡各分两部，四部和五部的，每部各有一督邮，唐以后废。

③ 针：名词作动词，扎针。

④ 苦：形容词作动词，患。

⑤ 遂：终于。

⑥ 东阳：古县名，汉高帝置，治所在今山东武城东北，东汉废。

⑦ 下利：是指一般的腹泻，中医学病证名，是古代医家对泄泻与痢疾的统称。

⑧ 羸：瘦弱。《礼记·问丧》："身病体羸，以杖扶病也。"《左传·桓公六年》："请羸师以张之。"杜预注："羸，弱也。"

⑨ 困：困倦，疲乏。《盐铁论·击之》："犹耕者倦休而困止也。"

⑩ 怀躯：怀孕。

⑪ 不时愈：不能按时痊愈。

⑫ 彭城：郡，国名。西汉地节元年（前69）改楚国为彭城郡，不久复为楚国。东汉章和二年（88）改为彭城国。治所在彭城（今徐州市）。辖境相当于今山东微山县，江苏徐州市、铜山县、沛县东南部，邳县西北部及安徽濉溪县东部。

⑬ 之：动词，到……去。

⑭ 虿：蝎子一类的毒虫。《左传·僖公二十二年》："蜂虿有毒。"

⑮ 螫：虿，有毒腺的虫子刺人。

⑯ 无赖：犹无奈，无可奈何。

⑰ 渍：浸，泡。《齐民要术·水稻》："净淘种子，渍经三宿。"

⑱ 卒可得寐：终于可以休息，睡眠。卒，终于。

⑲ 但：只是。

⑳ 数：多次的。

㉑ 易：交换。

㉒ 旦：第二天早上。

军吏①梅平得病，除名还家，家居广陵②，未至二百里，止③亲人舍。有顷④，佗偶至主人许⑤，主人令佗视平，佗谓平曰："君早见我，可不至此。今疾已结，促去⑥可得与家相见，五日卒⑦。"应时归⑧，如佗所刻⑨。

佗行于道⑩，见一人病⑪咽塞⑫，嗜⑬食而⑭不得下，家人车载欲往就医。佗闻其呻吟，驻车⑮往视，语之曰："向来道边⑯有卖饼家蒜齑大酢⑰，从取三升饮之，病自当去。"即如佗言，立吐虵⑱一枚，悬⑲于车边，欲造⑳佗。佗尚未还，小儿戏于门前，逆见㉑，自相谓曰㉒："似逢

---

① 军吏：军队、军营的官吏、差役。

② 广陵：郡，国名。西汉元狩三年（前120）改江都国置广陵国。治所在广陵（今扬州市）。辖境相当于今江苏省长江以北，射阳湖西南、仪征以东地区。东汉建武中改为郡。辖境相当于今江苏、安徽交界的洪泽湖和六合以东、泗阳、宝应、灌南以南，串场河以西，长江以北地区。

③ 止：a. 停止。《荀子·大略》"语曰：'流丸止于瓯，臾，流言止于知者。'（臾：瓦器也）"；b. 居住。《论语·微子》："止子路宿。"《左传·哀公十二年》："寡君惧，故将止之。"杜预注："止，执。"

④ 有顷：不久，一会儿。《国语·齐策四》："居有顷，倚柱弹其剑。"《说苑·建本》："曾子芸瓜而误斩其根，曾皙怒，援大杖击之。曾子仆地，有顷苏，蹶然而起。"

⑤ 许：处所，地方。陶潜《五柳先生传》："先生，不知何许人也。"

⑥ 促去：急促，赶快离去。

⑦ 卒：死亡。

⑧ 应时归：按时归还。

⑨ 所刻：所说定的时间。刻，通"剋"，约定或限定（时间）。《宋史·张浚传》："刻日决战。"

⑩ 道：行，走，在路上走。

⑪ 病：名词作动词，患的病。

⑫ 咽塞：患咽喉塞噎阻哽的疾病。

⑬ 嗜：喜欢，特殊的爱好。

⑭ 而：但，却。

⑮ 驻车：停止车马。驻，车马停止。《汉书·韩延寿传》："今旦明府早驾，久驻未出。"

⑯ 向来道边：刚才经过的道路边。向，刚才。来，过来，经过。

⑰ 蒜齑大酢：大蒜。酢，醋。贾思勰《齐民要求·作酢法》："四月四日可作酢。"

⑱ 虵："蛇"的异体字。

⑲ 悬：悬挂。

⑳ 造：到……去。《战国策·宋策》："造大国之城下。"成语："登峰造极"。

㉑ 逆见：迎见。逆，迎也。《说文》："关东曰逆，关西曰迎。"

㉒ 自相谓曰：自己对自己语，自言自语。相，指代性副词。

我公，车边病是也。"疾者前入坐，见佗北壁①悬此蛇辈②约以十数。

又有一郡守③病，佗以为④其人盛怒则差⑤，乃⑥多受其货⑦而不加治⑧，无何弃去⑨，留书⑩骂之⑪。郡守果大怒，令人追捉杀佗。郡守子知之，属⑫使勿逐⑬。守瞋⑭恚⑮既甚，吐黑血数升而愈。

又有一士大夫⑯不快，佗云："君病深，当破腹取。然君寿亦⑰不过十年，病不能杀君，忍病十岁⑱，寿俱当尽，不足故自刳⑲裂⑳。"士大夫不耐痛痒，必欲除之。佗遂下手㉑，所患寻差㉒，十年竟死。

---

① 北壁：北边的墙。

② 辈：表示多数。放在数字前后，表示同类的人或事物的多数。《书褒城驿壁》孙樵："一岁宾至者不下数百辈。"（岁，年。宾，客人。）

③ 郡守：官名。春秋战国时，初为武职，防守边郡。秦统一六国后，以郡为最高的地方行政区划，每郡置守，掌治其郡，郡守为一郡的长官。汉景帝时，改称太守。《史记·陈涉世家》："攻陈，陈守令皆不在。"秦代陈县属于砀郡，是郡守、县令的所在地，所以有守有令。《梦溪笔谈》卷二十四《杂志·雁荡山》："谢灵运为永嘉守。"（南朝谢灵运曾任永嘉郡守。）

④ 以为：认为。

⑤ 差：病愈。

⑥ 乃：副词，于是。

⑦ 货：财物，资财，资产。

⑧ 加治：更加治疗。

⑨ 无何弃去：没有多久弃掉病人而离去。无何，不多时，不久。弃，抛弃。去，离开。

⑩ 书：书信。

⑪ 之：他，指郡守。

⑫ 属：即"嘱"，嘱咐。

⑬ 勿逐：不要追逐。

⑭ 瞋：睁大眼睛瞪人。

⑮ 恚：恨怒，表示愤怒之极。

⑯ 士大夫：古代指官僚阶层。《考工记》："作而行之，谓之士大夫。"郑玄注："亲受其职，居其官也。"旧时也指有地位有声望的读书人。

⑰ 亦：也。

⑱ 十岁：十年。

⑲ 刳：剖，剖开。

⑳ 裂：裂开，分开。

㉑ 下手：作动词，下手治疗。

㉒ 寻差：旋即，不久疾病痊愈了。寻，旋即，不久。《后汉书·李膺传》："再迁渔阳太守，寻转蜀郡太守。"差，病愈。

广陵太守陈登得病，胸中烦懑①，面赤不食。佗脉②之曰："府君③
胃中有虫数升，欲成内疽④，食腥物所为⑤也。"即作汤⑥二升，先服一
升，斯须⑦尽服之。食顷⑧，吐出三升许⑨虫，赤头皆动，半身是生鱼脍
也，所苦便愈。佗曰："此病后三期当发，遇良医乃可济救。"依期果
发，时⑩佗不在，如言而死。

太祖闻而召佗，佗常在左右。太祖苦⑪头风，每发，心乱目眩，佗
针鬲，随手而差⑫。

李将军妻病甚，呼⑬佗视脉⑭，曰："伤于⑮娠而胎不去。"将军言：
"闻实⑯伤娠，胎已去矣。"佗曰："案⑰脉，胎未去也。"将军以为不

①　烦懑：即烦闷。懑，闷也。
②　脉：名词作动词，诊脉。
③　府君：尊称，您。a. 汉代用称太守。《后汉书·华佗传》："广陵太守陈登，……"
b. 旧时子孙对其先世的敬称。归有光《归府君墓志铭》："府君，我曾大父城武公兄弟行也。"
c. 旧时对神的敬称，如"泰山府君"。
④　欲成内疽：将要变成体内的痈疽。
⑤　所为：所造成的。
⑥　作汤：制作汤药。
⑦　斯须：犹言须臾，一会儿。《礼记·祭义》："礼乐不可斯须去身。"杜甫《丹青引赠
曹将军霸》："斯须九重真龙出，一洗万古凡马空。"又《哀王孙》诗："不敢长语临交衢，且
为王孙立斯须。"
⑧　食顷：吃一顿饭的时间，形容时间很短。《史记·孟尝君列传》："孟尝君至关……出
如食顷，秦追果至关。"
⑨　许：左右，大约。
⑩　时：当时。
⑪　苦：形容词作动词，苦于……的病，患……的病。
⑫　差：病愈。
⑬　呼：叫。
⑭　视脉：诊视脉象。
⑮　于：被。
⑯　闻实：听说确实。《后汉书·华佗传》是"间实"（此书比《三国志》为后）。间实：
近日确实。间：近来，近日。
⑰　案：通"按"，按照。

然①。佗舍②去③，妇稍小差④。百余日复动⑤，更⑥呼佗，佗曰："此脉
故⑦事有胎。前当生两儿，一儿先出，血出甚多，后儿不及生。母不自
觉，旁人亦不寤⑧，不复迎，遂不得生。胎死，血脉不复归⑨，必燥著
母脊⑩，故使多脊痛。今当与汤，并针一处，此死胎必出。"汤针既加，
妇痛急如欲生者。佗曰："此死胎久枯，不能自出，宜使人探之⑪。果
得一死男，手足完具，色黑，长可⑫尺所⑬。"

......

初，军吏李成苦咳嗽，昼夜不寤，时吐脓血，以⑭问佗。佗言：
"君病肠臃⑮，欬之所吐，非从肺来也。与君散两钱，当吐二升余脓血
讫⑯，快自养⑰，一月可小起，好自将爱，一年便健。十八岁⑱当一小
发，服此散，亦行复差。若不得此药，故当死。"复与两钱散，成得药
去。五六岁，亲中人有病如成者⑲，谓成曰："卿⑳今疆㉑健，我欲死，

----

① 以为不然：认为不是这样。
② 舍：即"捨"，放弃，不要。
③ 去：离去。
④ 稍小差：稍微病愈点。稍小，渐渐。
⑤ 复动：疾病再次发作。
⑥ 更：再。
⑦ 故：通"固"，本来。《韩非子·难一》："微君言，臣故将谒之。"（微：如果没有。谒：指报告。）
⑧ 寤：醒悟。
⑨ 归：归还到胎儿处。
⑩ 必燥著母脊：一定是干枯地贴连着母体的内脊骨。
⑪ 探之：擦取它（死胎）。
⑫ 可：大约。
⑬ 所：表示大概数目。《史记·留侯世家》："父去里所，复还。"
⑭ 以：而。
⑮ 肠臃：中医病名，包括大肠痈和小肠痈。多由于湿热、气滞、血瘀等留贮肠中，气血郁阻所致。证见有少腹挛急疼痛，拒按，摸则有包块、寒热、自汗、恶心，重则局部溃脓穿破。临床以大肠痈为多见（相当西医学中的急性阑尾炎）。
⑯ 讫：终于，完毕。贾思勰《齐民要术·大豆》："刘讫则速耕。"
⑰ 自养：自己调养。
⑱ 岁：年。
⑲ 亲中人有病如成者：定语后置。
⑳ 卿：古代君对臣、长辈对晚辈的称谓。朋友、夫妇也以"卿"为爱称。
㉑ 疆：强。

何忍无疾去药，以待不祥？先持之贷①我，我差，为卿从华佗更索②。"成与之。已故③到谯，适值佗见收④，匆匆不忍欲求。后十八岁，成病竟发，无药可服，以至于死。

《吕氏春秋·仲冬纪·至忠》

齐王⑤疾⑥痏⑦，使人之宋⑧迎文挚。文挚至⑨，视王之疾，谓⑩太子曰："王子疾必可已⑪也。虽然⑫，王之疾已，则必杀挚也。"太子曰："何故⑬。"文挚对曰："非⑭怒⑮王则疾不可治。怒王则挚必死。"太子顿首⑯强⑰请曰："苟已⑱王之疾，臣⑲与臣之母以死争之于王，王必幸

---

① 贷：借出。王符《潜夫论·忠贵》："宁积粟腐仓而不忍贷人一斗。"（不忍：舍不得。）

② 更索：再次求索。

③ 已故：完毕特地。

④ 适值佗见收：恰巧碰到（佗）被押。适，副词，恰好。值，碰到，遇到。见，被。收，拘押，收监。

⑤ 齐王：湣王也，宣王之子。

⑥ 疾：名词作动词，患疾，患病。

⑦ 痏：竣痛。酸削也（郑玄注语）。

⑧ 之宋：到宋国去。之，到……去。

⑨ 至：到。

⑩ 谓：对……说。

⑪ 可已：可以治好。已，好。

⑫ 虽然：虽然这样。

⑬ 何故：但是……，为什么缘故？

⑭ 非：不是。

⑮ 怒：形容词作使动，使……发怒。

⑯ 顿首：叩头，头叩地而拜。古代九拜之一。《周礼·春官·大祝》："辨九拜，一曰稽首，二曰顿首。"后通用作下对上的敬礼。

⑰ 强：强求。

⑱ 苟已：假如治好。苟，假如，如果。《孟子·告子上》："苟得其养，无物不长。"已，完毕，病愈。

⑲ 臣，臣子。

臣①与臣之母。愿先生之勿患②也。"文挚曰："诺③。请以死为王④。"与太子期⑤，而将往不当者三⑥，齐王故⑦已怒矣。文挚至⑧，不解⑨屦⑩登床，履王衣，问王之疾，王怒而不与之言。文挚因⑪出辞⑫以之重怒王，王叱⑬而起，疾乃遂已⑭。王大怒不说⑮，将生烹⑯文挚。太子与王后急争之而不能得⑰。果以⑱鼎生烹文挚。爨⑲之三日三夜，颜色不变。文挚曰："诚⑳欲㉑杀我，则㉒胡不㉓覆之㉔，以绝㉕阴阳之气。"王使之覆之，文挚乃㉖死。

---

① 幸臣：为君主所宠爱的臣子。

② 勿患：不要担心，忧虑。

③ 诺：a. 答应的声音，表示同意。《战国策·赵策四》"太后曰：'诺。恣君之所使之。'"诺诺，连声答应，表示服从；b. 答应，同意。《老子》："夫轻诺必寡信。"

④ 请以死为王：以死之危险替齐王治疗。请以，请你允许我做这件事。为，治也。

⑤ 期：约会。

⑥ 而将往不当者三：即三次不如期按时到达。

⑦ 故：通"固"，本来。

⑧ 至：到。

⑨ 解：把系着的东西解开。《韩非子·难一》："桓公解管仲之束缚而相之。"（相之：拜他为相。）

⑩ 屦：用麻、葛等制成的鞋。《庄子·列御寇》："列子提屦，跣而走。"（跣：光脚）

⑪ 因：因而。

⑫ 辞：辞语，言辞。

⑬ 叱：大声地呵斥。怒，喝。

⑭ 遂已：于是终于病愈。

⑮ 不说：不高兴。说，通"悦"。

⑯ 生烹：即活活地烹煮。

⑰ 而不能得：而不能够。

⑱ 以：用。

⑲ 爨：a. 烧火做饭；b. 灶。

⑳ 诚：a. 确实，的确；b. 假如，果真。

㉑ 欲：想要，欲要。

㉒ 则：那么。

㉓ 胡不："何不"？为什么不？

㉔ 覆之：遮盖，覆盖它。

㉕ 绝：断绝。

㉖ 乃：于是，就。

《吕氏春秋·似顺论·别类》

鲁人①有公孙绰②者，告人曰："我能起③死人。"人问其故，对曰："我固④能治偏枯，今吾倍⑤所以⑥为偏枯之药，则可以起死人矣。"

《列子·周穆王》

周之尹氏大治产，其下趣⑦役者⑧，侵晨⑨昏⑩而弗息⑪。有老役夫，筋力竭⑫矣，而使之弥勤⑬，昼⑭则呻呼而即事⑮，夜则昏惫⑯而熟寐，精神荒⑰散⑱，昔昔⑲梦为国君，居人民之上，总一国之事，游燕宫观，

---

① 鲁人：鲁国人。
② 公孙绰：姓公孙名绰。
③ 起：使……活。
④ 固：本来。
⑤ 倍：加倍，一倍。
⑥ 所以：所用来……的工具，表作用。
⑦ 趣：催促。
⑧ 役者：服役的人，即仆役。
⑨ 侵晨：天蒙蒙亮。《三国志·吴书·吕蒙传》："侵晨进攻。"
⑩ 昏：早晚。
⑪ 弗息：不停息。
⑫ 竭：衰竭，竭尽。
⑬ 弥勤：更加勤劳，辛苦。弥，更加。屈原《离骚》："芳菲菲其弥章。"勤，勤劳，辛苦。《论语·微子》："四体不勤，五谷不分，孰为夫子？"
⑭ 昼：白天。
⑮ 即事：就事。犹言去工作。
⑯ 昏惫：昏愦昏花，疲惫。
⑰ 荒：迷乱。
⑱ 散：涣散。
⑲ 昔昔：昔通"夕"，夜夜。《列子·周穆王》："昔昔梦为人仆，趋走作役，无不为也。"

恣意所欲①，其乐无比，觉②则复③役④，人有慰⑤喻⑥其勤者，役人⑦
曰：人生百年，昼夜各分⑧，吾昼为仆⑨虏⑩，苦则苦矣，夜为人君，其
乐无比，何所怨哉⑪？尹氏心营世事⑫，虑⑬钟家业，心形⑭俱疲，夜亦
昏惫而寐⑮，昔昔⑯梦为人仆⑰，趋走作役，无不为也，数骂杖挞⑱，无
不至⑲也，眠中噪呓呻呼，彻旦息焉，尹氏病之⑳，以㉑访其友，友曰：
若位足荣身，资财有余，胜人远矣，夜梦为仆㉒，苦逸之复，数之常
也㉓，若欲觉梦㉔兼㉕之，岂可得邪㉖？尹氏闻其友言，宽其役夫之程㉗，
减已思虑之事，疾乃少间。（张湛注："病差也"。）

---

① 恣意所欲：即随心所欲的意思。恣，放纵。意，心意，意图。所欲，所想干的事情，
所想要的东西。
② 觉：觉悟，醒来。
③ 复：再次。
④ 役：服役，服务，供职。
⑤ 慰：安慰。
⑥ 喻：a. 告诉，使人知道；b. 知道，了解，明白。
⑦ 役人：服役之人。指仆役。
⑧ 分：分半也。
⑨ 仆：古代对一种奴隶或差役的称谓。后泛指供役使的仆人。
⑩ 虏：指奴隶。《韩非子·说难》："伊尹为宰，百里奚为虏。"
⑪ 何所怨哉：有什么怨恨呢？
⑫ 心营世事：心思经营世间的事情。
⑬ 虑：考虑，思虑。
⑭ 心形：心力形体。
⑮ 寐：睡。
⑯ 昔昔：夜夜。昔，通"夕"。
⑰ 人仆：做人的奴仆。
⑱ 挞：用鞭子或棍子打。《晋书·潘岳传》："岳恶其为人，数挞辱之。"
⑲ 至：极。
⑳ 之：助词，无义。
㉑ 以：而。
㉒ 仆：仆役，奴隶。
㉓ 数之常也：即"常数"。在一定范围过程中保持不变的数量。
㉔ 觉梦：睡觉，做梦。
㉕ 兼：同时具有。
㉖ 岂可得邪：怎么可以能够呢？
㉗ 程：定量，限量。

《列子·周穆王》

宋阳里华子中年病①忘②，朝取而夕忘，夕与而朝忘，在途③则忘行，在室则忘坐，今不识先，后不识今，阖门毒之，谒史而卜之，弗占④；谒巫而祷之，弗禁⑤；谒⑥医而攻⑦之，弗已⑧。兽有儒生⑨自媒⑩能治之，华子之妻子⑪以居产⑫之半请其方，儒生曰：此固非⑬封兆⑭之所占，非祈请之所祷，非药石之所攻，吾试⑮化其心，变其虑，广几其瘳⑯乎，于是试⑰露之而衣，饥之而求食，幽之而求明，儒生欣然⑱告其子曰：疾可已⑲也，然吾之方密传世，不以告人，试屏⑳左右，独与居室七日。从之，莫知其所施为也，而积年㉑之疾一朝都除。华子既悟，逎㉒大怒，黜妻罚子，操戈逐儒生，宋人执而问其以㉓，华子曰：吾忘

---

① 病：名词作动词，患病。
② 忘：患有健忘病。
③ 途：道路。《史记·晏婴传》："晏子出，遭之途。"
④ 弗占：没能够卜问，预测。占：卜问，预测。《说文·卜部》："占，视兆问也。"
⑤ 禁：a. 避忌；b. 制止；c. 指方士、术士作幻术。
⑥ 谒：请求。
⑦ 攻：治。
⑧ 已：好了。
⑨ 儒生：指遵从儒家学说的读书人。
⑩ 自媒：自己介绍自己，即自我介绍。媒，媒介，介绍，使双方发生关系的人或事物。
⑪ 妻子：妻子和儿子。
⑫ 居产：固定的积蓄、囤积的资产、财产。居，固定的、积蓄、囤积。
⑬ 此固非：这本来就不是。固，副词，本来。
⑭ 封兆：卜卦。
⑮ 试：尝试。
⑯ 瘳：病愈。
⑰ 试：尝试。
⑱ 欣然：快乐、喜悦的样子；高兴的样子。
⑲ 已：好了。
⑳ 试屏：摒除，排除。《礼记·王制》："屏之远方"。
㉑ 积年：经久之年，即多年。
㉒ 逎："乃"的异体字，于是。
㉓ 以：原因。

也，荡荡然①不觉天地之有无，今顿识既往②，数十年来存亡得失，哀乐好恶扰扰万绪起矣，吾恐将来之存亡得失，哀乐好恶之乱③吾心如此也。须臾④之忘，可复得乎⑤？

《列子·周穆王》

秦人逢氏有子，少而惠，及壮而有迷罔之疾，闻歌以之为⑥哭，视白以之为黑，飨⑦香以为朽⑧，当甘以为苦，行非以为是，意之所之，天地四方，水火寒暑，无不倒错者焉。杨氏告其父曰：鲁⑨之君子多术艺，将能已⑩乎，汝奚⑪不访焉？其父之⑫鲁，过陈⑬，遇老聃⑭，因告其子之证，老聃曰：汝庸知⑮汝子之迷乎？今天下之人，皆惑⑯于是非，昏于利害，同疾者多，固莫有觉者⑰。

---

① 荡荡然：心胸宽广貌。

② 顿识既往：一下子知道过去的事情。既往，从前，以往的事情、东西。

③ 乱：扰乱。

④ 须臾：a. 片刻。《商君书·慎法》："不可以须臾忘于法。"范成大《晓枕》诗："陆续满城钟动，须臾后巷鸡鸣。"b. 迁延，苟延。《史记·淮阴候列传》："足下所以得须臾至今者，以项王尚存也。"

⑤ 复得乎：再得到呢？

⑥ 以之为：认为它是……

⑦ 飨：a. 用酒食招待人。《汉书·高帝纪上》："于是飨土。"引申义：供奉鬼神（迷信）。《礼记·月令》："以共皇天上帝社稷之飨。"（共：供）b. 通"享"。鬼神享用祭品（迷信）。《国语·周语上》："神飨而民听。"引申义：享受。《荀子·臣道》："明主尚贤使能而飨其盛。"（使：使用。盛：功业）

⑧ 朽：腐朽。

⑨ 鲁：鲁国。

⑩ 已：治好。

⑪ 奚：何，为什么。

⑫ 之：动词，到……去。

⑬ 陈：陈国。

⑭ 老聃：相传为老子。春秋时思想家，道教的创始人。《老子》一书传说是他所作。《老子》用"道"来说明宇宙万物的演变。认为"道"是客观事物的规律。

⑮ 庸知：怎么知道。庸，犹"岂"，怎么。

⑯ 惑：形容词作被动词。

⑰ 固莫有觉者：本来就没有哪个能觉察得到的。

《列子·汤问》

　　鲁公扈、赵齐婴二人有疾，同请扁鹊求治，扁鹊治之既①同愈，谓公扈、齐婴曰：汝曩②之所疾，自外而干③府藏者，固④药石之所已⑤，今有偕生之疾，与体偕长，今为汝攻之何如⑥？二人曰：愿先闻其验。扁鹊谓公扈曰：汝志疆⑦而气弱，故足于谋而寡于断，齐婴志弱而气疆，故少于虑而伤于专，若换汝之心，则均于善矣。扁鹊遂饮⑧二人毒酒，迷死三日，剖胸探心，易⑨而置⑩之，投以神药，既⑪悟如初。二人辞归，于是公扈反⑫齐婴之室而有其妻子⑬，妻子弗识；齐婴亦反⑭公扈之室，有其妻子，妻子亦弗识，二室因相与讼⑮，求辨于扁鹊，扁鹊辨其所由⑯，讼乃已。

《列子·杨朱》

　　……管夷吾曰：吾既⑰告子养生矣，送死奈⑱何？晏平仲曰：送死略矣，将何以告焉？管夷吾曰：吾固欲闻之。平仲曰：既死，岂在我

---

① 既：a. 尽，完了，终了；b. 不久。
② 曩：以往，从前。《列子·黄帝》："曩吾以汝为达，今汝之鄙至此乎？"
③ 干：干扰。
④ 固：本来。
⑤ 所已：名词，所能治好。
⑥ 何如：如何，怎么样？
⑦ 疆：强。
⑧ 饮：使动词，使二人饮药酒。
⑨ 易：交换，交易。
⑩ 置：安置，放置。
⑪ 既：a. 完了，终了；b. 不久（"既而"）。
⑫ 反：通"返"，返回。
⑬ 妻子：妻子和儿子。
⑭ 反：通"返"，返回。
⑮ 因相与讼：因而相互诉讼。讼，争论，争辩。《盐铁论·利议》："辩讼公门之下。"
⑯ 所由：所导致的原因，原因。
⑰ 既：已经。
⑱ 送死奈：即奈何送死，奈，为何，为什么。

哉？焚之亦可，沈①之亦可，瘗②之亦可，露之亦可，衣薪而弃诸沟壑③亦可，衮衣④绣裳⑤而纳诸石椁⑥亦可，唯所遇焉。管夷吾顾⑦谓鲍叔黄子曰：生死之道，吾二人进之矣。

《列子·杨朱》

晏平仲问养生于⑧管夷吾，管夷吾曰：肆⑨之而已，勿壅勿阏⑩。晏平仲曰：其目奈何？夷吾曰：恣耳之所欲听，恣目之所欲视，恣鼻之所欲向，恣口之所欲言，恣体之所欲安，恣意之所欲行。夫耳之所欲闻者音声，而不得听，谓之阏聪⑪；目之所欲见者美色，而不得视谓之阏明；鼻之所欲向者椒兰⑫，而不得嗅，谓之阏颤⑬；口之所欲道者是非，而不得言谓之阏智；体之所欲安者美厚，而不得行谓之阏适；意之所欲为者放逸⑭，而不得行谓之阏性。凡此诸阏，废⑮虐⑯之主。去废虐之

---

① 沈：（沉）沉埋，埋没。杜牧《赤壁》诗："折戟沉沙铁未销。"
② 瘗：埋祭品或尸体，随葬物。《汉书·武帝纪》："祠常山，瘗玄玉。"《旧唐书·褚亮传》："徽遇病终，亮亲加棺殓，瘗之路侧。"
③ 沟壑：溪谷。《淮南子·说山训》："大蔡神龟，出于沟壑。"引申指野死之处。《孟子·万章下》："志士不忘在沟壑。"
④ 衮衣：古代皇帝及上公的礼服。《诗·豳风·九罭》："我觏之子，衮衣绣裳。"毛传："衮衣，卷龙也。"陈奂传疏："衮与卷古同声。卷者，曲也，像龙曲形曰卷龙；画龙作服曰龙卷，加衮之服曰衮衣，玄衣而加衮曰玄衮，戴冕而加衮曰衮冕。天子、上公皆有之。"衮：古代皇帝及上公的礼服。《周礼·春官·司服》："享先王则衮冕。"郑玄注引郑司龙曰："衮，卷龙衣也。"
⑤ 绣裳：五彩俱备的华丽、精美的衣裳。
⑥ 石椁：就是用石头制作的大棺材（外套）。椁，棺材外面套的大棺材。《史记·张汤传》："载以牛车、有棺无椁。"
⑦ 顾：回过头来说。
⑧ 于：介绍，向。
⑨ 肆：放肆。
⑩ 阏：阻塞。蔡邕《樊惠渠歌》："我有长流，莫或阏之。"（长流：泾水。莫或：没有谁）
⑪ 聪：听力好。
⑫ 椒兰：植物名。
⑬ 颤：通"膻"，嗅味。《庄子·外物》："鼻彻为颤，口彻为甘。"
⑭ 放逸：放纵，放荡。
⑮ 废：废弃。
⑯ 虐：侵害，灾害。

古代医事编注

主，熙熙然①以俟②死，一日一月，一年十年，吾所谓养；拘③此废虐之主，锲而不舍，戚戚④然以至久生，百年千年万年，非吾所谓养。

《列子·力命》

杨朱之友曰季梁。季梁得疾，七日大渐⑤，其子环而泣之，请医，季梁谓杨朱曰：吾子不孝如此之甚，汝奚⑥不为我歌以晓之？杨朱歌曰：天其弗识，人胡⑦能觉？匪祐自天，弗鄻由人，我乎汝乎，其弗知乎！医乎巫乎，其知之乎？其子弗晓，终谒⑧三医，一曰矫氏，二曰俞氏，三曰卢氏。诊其所疾，矫氏谓季梁曰："汝寒温不节，虚实失度，病由饥饱色欲，精虑烦散，非天非鬼，虽渐可攻也。"季梁曰："众医也，亟屏⑨之。"俞氏曰："女⑩始则胎气不足，乳湩⑪有余，病非一朝一夕之故，其所由来渐矣，弗可已也。"季梁曰："良医也，且食之。"卢氏曰："汝疾不由天，亦不由人，亦不由鬼，禀生受形，既有制之者矣，亦有知之者矣，药石其如汝何？"季梁曰："神医也，重贶⑫遣之，"俄而⑬季梁之疾自瘳⑭。

---

① 熙熙然：和乐的样子。《老子》："众人熙熙，如享太牢，如登春台。"

② 俟：等待。

③ 拘：束缚，限制。

④ 戚戚：a. 相亲貌。《诗·大雅·行苇》："戚戚兄弟，莫远具尔。"b. 忧惧貌。《论语·述而》："君子坦荡荡，小人长戚戚。"陶潜《五柳先生传》："不戚戚于贫贱，不汲汲于富贵。"c. 心动貌。《孟子·梁惠王上》："夫子言之，于我心有戚戚焉。"

⑤ 大渐：后世多用于皇帝病重。渐，进。谓病势加剧。《书·顾命》："疾大渐，惟几。病日臻，既弥留。"王俭《褚渊碑文》："景命不永，大渐弥留。"

⑥ 奚："何"，为什么。

⑦ 胡：疑问代词，什么，怎么。《诗经·魏风·伐檀》："不稼不穑，胡取禾三百亿兮？"（稼，播种。穑，收获。亿，十万，指禾束的数目多。）

⑧ 谒：拜见，请见。

⑨ 亟屏：赶快摒除。

⑩ 女："汝"，你。

⑪ 乳湩：即乳汁。湩，乳汁。

⑫ 贶：赐，赏赐。鲍照《拟古》诗："羞当白璧贶。"（羞：惭愧）又如，厚贶、嘉贶、贶赠。

⑬ 俄而：不久，旋即。《公羊传·桓公二年》："俄而可以为其有矣。"

⑭ 自瘳：疾病自行转愈。

《医说·针灸·笔针破痈》

李王公主患喉痈①，数日痛肿，饮食不下，才召到医官，言须针刀开，方得溃破。公主闻用针刀，哭不肯治，痛逼，水谷不入。忽有一草泽②医曰："某不使针刀，只用笔头蘸药痈上，霎时便溃。"公主喜，遂令召之，方③两次上药，遂溃出脓血一盏余，便宽，两日疮无事，令供其方。医云："乃以针击笔心中，轻轻划破，其溃散尔，别无方言。医者意也，心意取效尔。"（名医录）

《医说·针灸·针鼻生赘》

狄梁公，性好医药，尤妙针术。显庆④中，应制入关⑤，路傍大榜云："能疗此儿，酬绢⑥千匹。"有富室儿鼻端生赘，如拳石缀鼻，根蒂如筋，痛楚危亟。公为之脑后不针，疣赘⑦应手而落。其父母辇⑧千缣⑨奉焉，公不顾⑩而去。（集异记）

---

① 喉痈：中医学病名。指发生于咽部的痈肿。症见恶寒发热，咽部红肿疼痛，多痰涎，吞咽及言语障碍，等等。多由风热、痰火壅滞而成。治宜疏风清热，化痰泻火。并采用吹喉、针刺等法，脓成宜手术切开。

② 草泽：荒野之地。《史记·仲尼弟子列传》："原宪遂亡在草泽中。"草泽医：指草野之士、隐士。孟浩然《与黄侍御北津泛舟》诗："闻君荐草泽，从此泛沧洲。"

③ 方：才。

④ 显庆：唐高宗年号（656—661）。

⑤ 应制：犹应诏。旧指奉皇帝之命而写作诗文。如欧阳修有《应制赏花钓鱼》诗。

⑥ 绢：一种生丝织成的丝织品，古代多作书画装潢用。

⑦ 疣赘：中医学病名。赘：俗称瘊子，千日疮。杨雄《太玄·玄莹》："譬诸身，增则赘而割则亏。"由于风邪搏于肌肤而变生，或肝虚血燥，筋气不荣所致。本病好发于手指、背及头等处，初起小如粟米，渐大如黄豆，突出皮面，色灰白、污黄，数目不一。

⑧ 辇：a. 用人拉挽的车子。《战国策·赵策四》："老妇恃辇而行。"秦汉以后专指皇帝的车子；b. 乘坐。《荀子·大略》："诸侯辇舆就马。"c. 载运。陆游《闻房乱次前辈韵》诗："辇金输房庭。"

⑨ 缣：细绢。

⑩ 顾：回头。

《医部全录·总论·吴·董奉》

按《神仙传①》：董奉者，字君异候官人②也。吴先主时，有少年为奉本县长，见奉年四十余，不知其道，罢官③去。后五十余年，复④为他职行经⑤候官⑥，诸故⑦吏人皆老，而奉颜貌一如往日，问言：君得道邪⑧？吾昔见君如此，吾今已皓首⑨，而君转少何也？奉曰：偶然耳。

又士燮为交州⑩刺史⑪，得毒病死，死已三日。奉时在彼，乃往与之药三丸⑫，内⑬在口中，以水灌之，使人捧举其头，摇而消之。须臾⑭手足似动，颜色渐还，半日乃能起坐，后四日乃能语，云：死时奄忽⑮如梦，见有十数乌衣人，来收燮上车去，入大赤门，径以之付狱⑯，狱各一户，户才容一人，以燮内一户中，乃以⑰土从外封塞之，不复见外

---

① 神仙传：古书名称。

② 候官：旧县名。"候"本作"候"，清以后通作"候"。西晋改东候官县置。以西汉曾在此置候官得名。治所在今福州市。

③ 罢官：免去，解除官职。

④ 复：再次。

⑤ 行经：旅行经过。

⑥ 候官：县名。

⑦ 故：旧有的，原来的。

⑧ 邪：语气词，"耶"。

⑨ 皓首：犹白首，指老年。《后汉书·吕强传》："故太尉段颍，武勇冠世，习于边事，垂发服戎，功成皓首。"

⑩ 交州：东汉建安八年（203）改交趾刺史部为交州，治所在广信（今广西梧州市），旋移番禺（今广东广州市）。辖境相当广东、广西的大部和越南承天以北诸省。

⑪ 刺史：官名。秦代设置刺史，监督各郡。刺：检举不法。史：皇帝所使。西汉武帝时，分全国为十三部（州），设置刺史，为巡察官性质，以六条察问郡县，官阶低于郡守。

⑫ 与之药三丸：定语后置。

⑬ 内：纳，纳入。

⑭ 须臾：不久，一会儿。

⑮ 奄忽：a. 急遽貌。《文选·马融＜长笛赋＞》："奄忽灭没。"李善注引《方言》曰："奄，遽也。"b. 指死亡。《后汉书·赵岐传》："卧蓐七年，自虑奄忽。"

⑯ 狱：a. 官司。《左传·昭公二十八年》："梗阳人有狱魏戊不能断。"b. 监牢。杨恽《报孙公宗书》："妻子满狱。"

⑰ 乃以：于是用。

光，恍忽闻户外人言云，太乙①遣使②来召士燮，又闻除其户土，良久引出，见有车马赤盖三人共坐车上，一人持节③呼燮上车，将还至门而④觉。燮遂活。因起谢曰：某⑤蒙大恩，何以⑥报效？乃为奉起楼于庭中。奉不食他物，唯啖⑦脯枣，饮少酒，燮一日三度设之。奉每来饮食，或如飞鸟腾空来坐，食了飞去，人每不觉，如是一年余，辞燮去。燮涕泣留之不住。燮问：欲何所之⑧？莫要大船否？奉曰：不用船，唯要一棺器耳。燮即为具⑨之，至明日日中时，奉死，燮以其棺殡埋之。七日后，有人从容昌⑩来奉见嘱云：为谢燮加自爱理。燮闻之，乃起殡，发棺视之，唯存一帛⑪，一面画作人形，一面丹书⑫作符⑬。

后还豫章⑭，庐山下居，有一人中有疠疾⑮垂死，载以诣奉，叩头求哀之。奉使病人坐一房中，以五重布巾盖之，使勿动。病者云：初闻一物来舐⑯身，痛不可忍，无处不哂⑰，量此舌广一尺许⑱，气息如牛，

① 太乙：星官名。在天龙坐内，属紫微垣。《史记·天官书》："天宫天极星，其一明者，太乙常居也。"
② 使：使者。
③ 持节：持拿着符节（凭证）。节：古代用作凭证的东西，"符节"。《汉书·苏武传》："杖汉节牧羊。"
④ 而："以何"，凭什么。
⑤ 某：自称之词，"我"。《三国演义》第二十五回"关公曰：'关某若知皇叔所在，虽蹈水火，必往从之。'"
⑥ 何以：即"以何"，凭什么？
⑦ 啖：吃。《汉书·霍光传》："与从官饮啖。"
⑧ 欲何所之：想要到哪里去？
⑨ 具：准备，备办。《孙子兵法·谋攻》："具器械。"
⑩ 容昌：地名。
⑪ 帛：丝织品的总称。《史记·陈涉世家》"乃丹书帛曰：'陈胜王。'"
⑫ 丹书：用红色书写。丹，指丹砂、朱砂。
⑬ 符：a. 古代朝廷传达命令或征调兵将用的凭证，双方各执一半，以验真假。《史记·魏公子列传》："如姬果盗晋鄙兵符与公子。"b. 符箓。道士画的图形或线条；c. 符命。儒家，方士所说的表明君主"受命于天"的一种所谓"祥瑞"征兆。董仲舒《举贤良对策一》："此盖受命之符也。"
⑭ 豫章：郡县名。
⑮ 疠疾：a. 恶疮。《素问·脉要精微论》"脉风成为疠。"b. 瘟疫。《左传·昭公四年》："疠疾不降，民不札丸。"（札丸：未成年死去。）
⑯ 舐：用舌头舔东西。《庄子·田子方》："舐笔和墨。"
⑰ 哂：吮吸。
⑱ 许：左右。

不知何物也。良久物去，奉乃使之往池中，以水浴之，遣去，告云：不久当愈，勿当风！十数日，病者身赤无皮，甚痛，得水浴，痛即止。二十日皮生即愈，身如凝脂①。

后忽大旱，县令丁士彦议曰：闻董君有道，当能致②雨。乃齐酒脯见奉，陈③大旱之意，奉曰：雨易得耳。固视屋曰：贫道④屋皆见天，恐雨至何堪？令解其意，曰：先生但⑤致雨，当为立架好屋。明日⑥，士彦自将人吏百余辈，运竹木起屋立成，方⑦聚土作泥，拟⑧数里取水，奉曰：不须尔，暮⑨当大雨。乃止，至暮即大雨，高下皆平，方民⑩大悦。

奉居山不种田，日为人治病，亦不取钱。重病愈者，使之栽杏五株，轻者一株，如此数年，得十万余株，郁然成林。乃使山中百禽群兽游戏其下，卒⑪不生草，常如芸⑫治⑬也。后杏子大熟，于林中作一草仓，示时人曰：欲买杏者，不须报奉，但将谷一器置仓中，即自往取一器杏去。常有人置谷来少而取杏去多者，林中群虎出吼逐之，大怖⑭，

---

① 凝脂：凝冻的脂肪，比喻皮肤洁白柔滑。《诗·卫风·硕人》："肤如凝脂。"引申指洁白柔滑的皮肤。白居易《长恨歌》："温泉水滑洗凝脂。"

② 致：招致。

③ 陈：陈述。

④ 贫道：和尚自称的谦词。《世说新语·言语》："支道林常养数匹马。或言道人畜马不韵。支曰：'贫道重其神骏。'"叶梦得《避暑录话》卷下："晋宋间，佛学初行，其徒犹未有僧称，通曰道人……贫道亦是当时仪制定的自名之辞。"后专用道士。

⑤ 但：只。

⑥ 明日：第二天。

⑦ 方：正在。

⑧ 拟：a. 忖度，思量。《周易·系辞上》："拟之而后言。"b. 准备，打算。李清照《武陵春·春晚》："闻说双溪春尚好，也拟泛轻舟。"

⑨ 暮：日落的时候。《荀子·儒效》："朝食于戚，暮宿于百泉。"引申义：晚、末。曹操《步出夏门行·龟虽寿》："烈士暮年，壮心不已。"

⑩ 方民：四方之民。

⑪ 卒：终于。

⑫ 芸：a. 植物名，"芸香"；b. 通"耘"，除草。《论语·微子》："植其杖而芸。"c. 花草枯草貌。

⑬ 治：疏治，治理的意思。

⑭ 大怖：恐怖，害怕。

急挈①杏走路傍，倾覆②，至家量杏，一如谷多少。或有人偷杏者，虎逐之到家。啮③至死，家人知其偷杏，乃送还奉，叩头谢过，乃却使之活。奉每年货④杏得谷，旋⑤以账救⑥贫乏⑦，供给行旅⑧不逮者，岁⑨二万余人。

解县令有女为精邪所魅，医疗不效，乃投奉治之，若得⑩女愈，当以侍巾栉。奉然⑪之，即召得一白鼍，长数丈，陆行诣⑫病者门，奉使侍者斩之，女病即愈。奉遂纳女为妻。久无儿息⑬。奉每出行，妻不能独住，乃乞一女养之，年十余岁。奉一日，耸身入云中去，妻与女犹存其宅，卖杏取给，有欺之者，虎还逐之。奉任人间三百余年乃去，颜状如三十时人⑭也。

《墨余录·李中梓》

李中梓，字士材，邑⑮诸生⑯也。有文名，并精医理，名重一时。

---

① 挈：提着，提起。《荀子·劝学》："若挈裘领。"成语有："提纲挈领。"

② 倾覆：颠覆，覆没。《荀子·王制》："入不可以守，出不可以战，则倾覆灭亡可立而待也。"

③ 啮：咬。柳宗元《捕蛇者说》："以啮人，无御之者。"

④ 货：出卖。

⑤ 旋：随即。《后汉书·董卓传》："卓既杀琼、珌，旋亦悔之。"

⑥ 账救：以钱财、物银等救济。账，关于银钱财物出入的记载。

⑦ 贫乏：缺乏，不足，即贫困的人。

⑧ 行旅：出行，旅行。谢瞻《答谢灵运》诗："叹彼行旅艰，深滋眷言情。"也指出外旅行的人。《孟子·梁惠王上》："行旅皆欲出于王之涂。"

⑨ 岁：年。

⑩ 得：能够。

⑪ 然：意动词，以之为然。

⑫ 诣：到……去。

⑬ 儿息：即子女。

⑭ 时人：当时之人。

⑮ 邑：a. 国都，国；b. 人聚居的地方，城镇。《荀子·大略》："（禹）过十室之邑必下。"苏洵《六国论》："小则获邑，大则得城。"

⑯ 诸生：谓许多诸生。《汉书·孙叔通传》："臣愿征鲁诸生，与臣弟子共起朝仪。"也指在学的许多弟子。韩愈《进学解》："晨入太学，招诸生立馆下。"明清两代称已入学的生员。顾炎武《书吴番二子事》："当国变后，年皆二十以上，并弃其诸生，以诗文自豪。"

时金坛①王肯堂②宇泰，亦精岐黄术③，年八十，患脾泄④，群医咸⑤以年高体衰，辄⑥投滋补⑦，病愈剧。乃延⑧李诊视。诊毕，语王曰："公⑨体肥多痰，愈补则愈滞，当用迅利药⑩荡涤之，能勿疑乎？"王曰："当世知医，惟我二人。君定方，我服药，又何疑？"遂用巴豆⑪霜下痰涎数升，疾顿⑫愈。鲁藩某病寒，时方⑬盛暑，寝门重闭，床施毡⑭，帏⑮悬貂帐⑯，身覆⑰貂被三重，而犹呼冷。李往诊之，曰："此伏热⑱也，古有冷水灌顶法⑲，今姑通变用之。"乃以石膏⑳三斤，浓煎作三次

---

① 金坛：县名。在江苏省西南部，茅山东麓。隋置金山县，唐改金坛县。

② 王肯堂：明代著名医学家。字宇泰，号损庵。江苏金坛人。研究医学为人治病。著作有《证治准绳》一书，包括杂病、类方、伤寒、外、儿、妇六科。辑书有《古今医统正脉全书》。

③ 岐黄术：即中医学术。岐黄、岐伯与黄帝的合称。古代相传黄帝和岐伯研讨医药创立了经方。我国现存最早的医书《黄帝内经》主要部分是以黄帝问，岐伯答的形式写成的，故后世有称中医学为岐黄之术的说法。

④ 脾泄：中医病名。指因脾病而引起的泄泻。《难经·五十七难》："脾泄者，腹胀满，泄注，食即呕吐逆。"常兼见肢体重著，脘腹不适，面色虚黄等症。治疗宜健脾调中。

⑤ 咸：都。

⑥ 辄：常常，就。

⑦ 滋补：滋补之剂（具有滋补药物）。

⑧ 延：延请。

⑨ 公：尊称，您。

⑩ 迅利药：即攻下药。

⑪ 巴豆：中药名称，《神农本草经》记载其辛热，有大毒，入肠胃经，具有泻下寒积，逐痰行水的功效。用于因寒积停滞所引起的胸腹胀满急痛、痰饮、积聚、宿食便秘、水肿、腹水等。

⑫ 顿：立刻，马上。《列子·天瑞》："一形不顿亏。"

⑬ 时方：当时正是。

⑭ 毡：羊毛或其他动物毛发经湿热挤压等作用使毡缩而成的块片状材料，具有良好的回弹，吸震和保温等性能。适用作各种垫衬材料、御寒等用品。古代就有制毡技术。《周礼·天官·掌皮》："共其毳毛为毡，以待邦事。"

⑮ 帏：围在四周的幕布。《史记·陈涉世家》："入宫，见殿屋帏帐。"

⑯ 貂帐：即以貂皮制作的帐幕。帐：帐幕。《史记·文帝本纪》："帏帐不得文绣，以示敦朴。"

⑰ 覆：盖。

⑱ 伏热：中医疾病证候表现，即潜伏于体内的热邪，或其他邪气郁而化热被寒邪所遏，不能透达于外，在外则表现为一系列寒象证候，实则体内有热：脉象实数，小便黄赤，舌红，苔黄厚，口干、咽干，大便秘结等。

⑲ 冷水灌顶法：古代的治疗方法。

⑳ 石膏：中药名称。寒性，入肺胃经，具有清热泻火，清泻实热等作用。用于实热之证候。

服。一服去貂被，再服去貂帐，服三次，而尽去外围，体蒸蒸流汗，遂呼进粥，病若失矣。其医之神效类如此，特素自矜贵①，非富贵家不能致②也。

《续玄怪录·梁革》

金吾骑曹③梁革，得和扁④之术者也。大和⑤初为宛陵⑥巡官⑦。按察使⑧于公敖有青衣⑨美色而艳者⑩，曰莲子，念之甚厚。一旦以笑语获

---

① 矜贵：a. 自恃地位崇高而倨傲，自高身份。《隋书·牛弘传》："时杨素恃才矜贵，轻侮朝臣、唯见弘，未尝不改容自肃。"b. 珍贵，值得宝爱。《红楼梦》第一百十六回："惟有白石花栏围着一棵青草，叶头上略有红色，但不知是何名草，这样矜贵。"

② 致：招致。

③ 金吾骑曹：官名。

④ 扁：扁鹊。

⑤ 大和：年号。a. 唐文宗年号。又作太和（827—835）；b. 五代吴杨溥年号（929—935）。

⑥ 宛陵：古县名。汉初置，治所在今安徽宣城。隋改名为宣城，汉为丹阳郡治所，西晋以后为宣城郡治所，南朝梁、陈时又为南豫州治所。两汉曾置铜官于此。

⑦ 巡官：往来巡视，视察的官员。巡，往来视察。《左传·襄公三十一年》："仆人巡宫。"

⑧ 按察使：官名。唐代初期仿汉代刺史制度设置，赴各道巡察，考核吏治。景龙二年（708），分置十道按察使，成为常设官员。开元二十二年（734）改称按察采访处置使，后又改称采访处置使；乾元元年（758），又改为观察处置使。实际上是各州刺史的上级，权力仅次于节度使，凡有节度使的地方也兼带观察处置衔。宋代不设节度使，以诸路转运使兼按察，专主巡察，后来另有提点刑狱官，为后世按察使的前身，与唐代的按察使任务不同。金代承安四年（1199），改提刑使为按察使，主管一路的司法刑狱和官吏考核。元代设置提刑按察使，后来改为肃政廉访使。明代仍设提刑按察使司，以按察使为一省司法长官，又设按察分司，分道巡察。明代中期以后，各地多设巡抚，按察使成为巡抚的属官。清代也设按察使，属于各省各督、巡抚。又名臬司，俗名臬台、廉访。清代末年改称提法使。

⑨ 青衣：a. 古时地位低下者所穿的服装。婢女亦多穿青衣，后用于婢女的代称。蔡邕著《青衣赋》。白居易《懒放》诗："青衣报平旦，呼我起盥栉。"b. 传统戏曲角色行法，"旦"行的一支。

⑩ 者：的人。

罪，斥出货①焉。市吏②定直③曰七百缗④，从事御史⑤崔公者闻而召焉。命革诊其脉。革诊其臂曰："二十春无疾佳人⑥也。"公喜留之，送其直于公。公以常深念也，偶怒而逐之，售⑦于不识者斯已矣，闻崔公宠之也，不脱之意形于颜色。然业已⑧去之，难复召矣，常贮于怀。

未一年，莲子暴死⑨，革方⑩有外邮之事，回及城门，逢枢车⑪，崔人有执绋者⑫，问其所葬⑬，曰："莲子也。"呼载归，而奔告崔曰："莲子非死，盖尸蹶⑭耳。向者⑮革入郭⑯，遇其枢⑰，载归而请往苏⑱

---

① 货：出卖。

② 市吏：即市令，古代管理市场的官员。从战国至唐，城市里都有特定的商业区，称为"市"，由政府派官吏管理。战国时称市吏，汉以后称市令。

③ 定直：裁定价值。

④ 缗：古代穿铜钱的绳子，引申为成串的铜钱。古代一千文为一缗。

⑤ 御史：官名。秦代以前本为史官，汉代以后多指待御史，一般称御史。职权专主纠察。唐代有侍御史、殿中待御史和监察御史三种。明清两代仅存监察御史，分道行使纠察。明代还有充任出巡者，如巡按御史、巡漕御史等。唐代韩愈曾任监察御史，明代马中锡曾任右都御史。《史记·廉颇蔺相如列传》："秦御史前书曰"的"御史"，为战国时史官。方苞《狱中杂记》："京师有京兆狱，有五城御史司坊，何故刑部系囚之多至此"。五城御史，是巡查京城内东、西、南、北、中五个地区的官，属于都察院。

⑥ 无疾佳人：没有疾病的美女、美好之人。佳人：a. 美女。《汉书·外戚传上》："北方有佳人，绝世而独立"。b. 美好的人。常用以指自己所想念的人。刘彻《秋风辞》："兰有秀兮菊有芳，怀佳人兮不能忘。"c. 有才干的人。《三国志·魏书·曹爽传》注引《魏氏春秋》："曹子丹人，生汝兄弟，犊耳！"（曹子丹：曹真。犊：牛犊子。）

⑦ 售：卖出去。《荀子·儒效》："卖之不可偻售也。"（偻：快。）

⑧ 业已：既，已，已经。

⑨ 暴死：突然死亡。

⑩ 方：正。

⑪ 枢车：载棺材的车子。枢，已盛尸体的棺材。《释名·释丧制》："尸已在棺曰枢。"

⑫ 执绋者：握着、持着绳索。绋：a. 大绳；b. 特指引棺的绳索。

⑬ 所葬：名词，所葬的人。

⑭ 尸蹶：中医病症名。突然昏倒不省人事，状如昏死，患者呼吸微弱，脉极微细，或毫不应指，故看似死。为危急病症。

⑮ 向者：a. 朝北的窗户；b. 朝向，向着；c. 趋向，奔向；d. 从前，往昔；e. 假使，假如。

⑯ 郭：a. 在城的外围加筑的一道城墙。《管子·度地》："内为之城，城外为之郭。"b. 物体的四周。《汉书·食货志下》："卒铸大钱，文曰'宝货，肉好皆有周郭。'"（肉：指钱边。好：指钱孔。）

⑰ 枢：装有尸体的棺材。《左传·昭公八年》："里析死矣，未葬，子产使舆三十人迁其枢。"（里析：人名。舆：奴隶。）

⑱ 苏：使动词，使之苏醒。

之。"崔怒①革之初言，悲莲子之遽夭②，勃然③曰："匹夫④也，妄惑诸候，遂齿簪裾之列⑤。谓二十春无疾者，一年而死。今既⑥葬矣，召柩而归，脱⑦不能生⑧，何以相见？阶前数步之内，知公何有？"革曰："此固非死而尸蹶耳，千年而一，苟⑨不能生之，是革术不神于天下，何如⑩就死以⑪谢⑫过言⑬。"乃辞，往崔第⑭破棺出⑮之。遂刺其心及脐下各数处，凿去一齿，以药一刀圭⑯于口中，衣⑰以单衣，卧空床上，以练素缚⑱其手足，有微火于床下。曰："此火衰，莲子生矣。"且戒其徒："煮葱粥伺焉。其气通，若狂者，慎勿令起；逡巡自定⑲，定而困，

---

① 怒：意动词，以……为怒。

② 遽夭：急速、仓促夭亡。遽：a. 送信的快车或快马。《左传·昭公二年》："乘遽而至。" b. 急速，引申为急忙，仓促；c. 就，竟；d. 恐惧。

③ 勃然：a. 突然的样子。《庄子·天地》："忽然出，勃然动。" b. 奋发的样子。颜之推《颜氏家训·勉学》："勃然奋励。" c. 盛怒的样子。柳宗元《封建论》："勃然而起。"

④ 匹夫：古指平民中的男子。《左传·桓公十年》："匹夫无罪，怀璧其罪。" 也泛指寻常的个人。苏轼《潮州韩文公庙碑》："匹夫而为百世师。"

⑤ 遂齿簪裾之列：于是就并列，排列。齿，并列，排列。《庄子·天下》："百官以此相齿。"

⑥ 既：已经。

⑦ 脱：连词，倘若，如果。魏征《十渐不克终疏》："脱因水旱，谷麦不收，恐百姓之心，不能如前日之宁帖。"（宁帖：安定。）

⑧ 生：活。

⑨ 苟：假如，如果，使之生。

⑩ 何如：怎么样？《盐铁论·击之》："今欲以小举击之，何如？"

⑪ 死以：以死。

⑫ 谢：谢罪。

⑬ 过言：言辞过头。

⑭ 第：官僚和贵族的大住宅。《三国志·魏书·曹真传》："帝自幸其第省疾。"

⑮ 出：使之出。

⑯ 刀圭：古代量取药末的用具。形状像刀头的圭角，端尖锐，中低洼。一刀圭为方寸匕（匕，即匙；匕正方一寸）的十分之一。见《本草经集注》董毅《碧里杂存》卷上。庚信《至老子庙应诏》诗："盛丹须竹节，量药用刀圭。"后亦称医术为"刀圭"。

⑰ 衣：名词作动词。

⑱ 练素缚：捆挷。练，白而软的丝麻织品。a. 把丝麻或织品煮得柔软而洁白。《淮南子·说林》："墨子见练丝而泣之。" b. 白色的熟绢；王充《论衡·累害》："青蝇所污，常在练素。"（青绳，苍蝇。素，白色的生绢。）

⑲ 逡巡自定：顷刻自行平定。逡巡：a. 亦作"逡循""逡遁"。却退、欲进不进、迟疑不决的样子。《庄子·让王》："子贡逡巡而有愧色。"白居易《重赋》诗："里胥迫我纳，不许暂逡巡。" b. 犹言顷刻，须臾。陆游《除夜》诗："相看更觉光阴速，笑语逡巡即隔年。"

困即解其缚①，以葱粥灌之，遂活矣。正狂令起，非吾之所知也。"言
竟②，复入府谓崔曰③："莲子即生矣。"崔大释④其怒，留坐厅事⑤。俄
而⑥莲子起坐言笑。候吏报于公，公飞牍⑦于崔："莲子复生，几何术
也？"与革偕归，入门则莲子来迎矣。于公大奇之。且云莲子事⑧崔也，
非素意，因劝以与革。崔亦恶其无齿，又重于公，遂与。革得之，以神
药敷⑨齿，未逾月⑩而齿生如故。大和壬子岁，调授金吾骑曹⑪，与莲子
偕⑫在辇下⑬。

《梦溪笔谈·奉真善医》

宋天章阁⑭待制⑮许元为江淮发运使⑯奏课⑰京师，方欲入对，而其

---

① 缚：捆绳。
② 竟：终竟，完毕。
③ 谓崔曰：对崔说。
④ 释：消溶，化解。
⑤ 厅事：同"听事"，厅堂。《魏书·夏候夬传》："忽梦见征房将军房世宝来至其家，
直上厅事。"
⑥ 俄而：不久。《三国志·蜀书·诸葛亮传》："俄而表卒。"（表：刘表。卒：死。）
⑦ 飞牍：即快递书信。牍：古代写字用的狭长的木板。杨修《答临淄候笺》："握牍持
笔。"引申为书籍、文书。《后汉书·荀悦传》："所见篇牍，一览多能诵记。"
⑧ 事：服侍，侍奉。
⑨ 敷：涂敷。
⑩ 逾月：超越一月。
⑪ 调授金吾骑曹：官名。
⑫ 偕：一块，偕同。
⑬ 辇下：帝辇之下，指京城。杜牧《冬至日遇京使发寄弟》诗："尊前岂解愁家国，辇
下唯能忆弟兄。"辇：a. 用人拉挽的车子。《战国策·赵策四》："老妇持辇而行。"秦汉以后
专指皇帝的车子；b. 乘坐。《荀子·大略》"诸候辇舆就马。"c. 载运。陆游《闻房乱次前辈
韵》诗："辇金输房庭。"
⑭ 天章阁：官名。
⑮ 待制：官名。宋天禧四年初建；天圣八年置待制一官。
⑯ 发运使：官名。掌管水运等事宜。
⑰ 奏课：向皇帝回报。

子疾亟①，瞑②而不食，惙惙③欲死逾宿④矣，使医僧奉真视之，曰："脾已绝，不可治，死在明日。"元曰："马其疾势，固知其不可救，今方有事须陛对⑤，能延数日之期否？"奉真曰："如此似可。诸藏皆已衰，惟肝藏独过⑥，脾为肝所胜，其气先绝，一脏绝则死，若急泻肝气，令肝气衰，则脾少缓，可延三日，过此无求也。"乃投药。至晚乃能传目，稍稍后啜粥，明日渐苏。元甚喜，奉真笑曰："此不足喜，肝气渐舒耳，无能为也。"后三日果卒。奉真，吾四明人，医术至此，亦精矣，安得起斯人而寄之死生乎！

《谐铎·病鬼延医》

曹州计伏庵，本牛医。有富翁某病喘，诸医罔效，计以治牛法治之，辄验。遂自负⑦名医，行青囊⑧术于齐鲁间。

一日昼寝，有仆持帖来邀，计不问为谁？令仆导去。至一堂上，见面黄骨立者⑨数十辈，环来诊脉，计熟视之，皆平昔所不治者⑩。愕然曰："此冥府⑪耶？"众曰："然"。计曰："若是则请我何意？"众曰："先生医我来，还望医我去。"计不获已，勉写一方，众睨视⑫良久，曰："一剂恐不能效，屈先生留两三月去。"计涕泣求归，众怒曰："此地既不可居，曷为送我辈来此！"群起挝⑬之。计亦惊醒，觉左颊微痛，验之，有指爪痕。

---

① 疾亟：病情危急。
② 瞑：神志昏糊。
③ 惙惙：忧郁的样子。
④ 宿：隔夜。
⑤ 陛对：回答皇帝的提问。
⑥ 过：太甚。
⑦ 自负：自恃。
⑧ 青囊：古代医生藏医书的袋子，后借指医术。
⑨ 骨立者：如骷髅骨一样站立着的人。
⑩ 所不治者：所未治疗过的。
⑪ 冥府：死人所居之处。
⑫ 睨视：斜视。
⑬ 挝：击，打的意思。

（按语）铎曰：以治牛之法，而施诸有牛性者，宜奇功可立奉也。执是术以往，哀哉众生，尽丧于牛刀下矣！

《千金翼方》卷二十六第一

安康公李袭兴称①：武德②中出镇潞州，属随徵士③甄权以新撰《明堂》示余，余既暗昧④，未之奇也。时有深州刺史⑤成君绰忽患颈肿如数升，喉中闭塞，水粒不下已三日矣；以状⑥告余，余屈权救之，针其右手次指之端，如食顷，气息即通，明日饮噉如故。

《续医说·神针·女膝穴》

刘汉卿郎中⑦，患牙槽风⑧，久之额⑨穿，脓血淋漓⑩，医皆不效，在维扬⑪时，有丘经历，妙⑫于针术，与汉卿针委中及女膝穴⑬，是夕脓血即止，旬日后额骨脱去⑭，别生新者，完美如昔。又张师道亦患此证，复用此法针之亦愈。委中穴在腿腘中，女膝在足后跟。考诸⑮针经无此穴，惜乎后人未之知其神且验也。（《癸辛杂志》）

---

① 称：说，声称。
② 武德：唐高祖李渊的年号。
③ 徵士：旧称曾经朝廷征聘而不肯受职的隐士。
④ 暗昧：愚昧。
⑤ 刺史：官名，为一州之行政长官。
⑥ 状：此指疾病的症状。
⑦ 郎中：官名。
⑧ 牙槽风：中医病证名。
⑨ 额：人体解剖部位。位于颈的前上方。
⑩ 淋漓：湿淋淋地往下滴。
⑪ 维扬：旧扬州府别称。
⑫ 妙：神妙。
⑬ 女膝穴：其穴不祥，疑误。
⑭ 额骨脱去：指坏死的额骨脱掉。
⑮ 诸："之于"二字的合声。

《金匮玉函经·证治总例》

若治诸沉结寒冷①，必灸②之宜热，量病轻重而攻治之，表针内药，随宜用之，消息将之③终无横夭④。此要略说之，非贤勿传，请秘而用之。

《医说·心疾健忘·笑歌狂疾》

开元⑤中有名医纪朋者，观人颜色谈笑，知病深浅，不待诊脉。帝闻之，召于掖庭⑥中，看一宫人每日昊⑦则笑歌啼号若狂疾，而足不能履⑧地。朋视之曰："此必因食饱而大促，力顿仆（扑）⑨ 于地而然。"乃饮以云母汤，令熟寐，觉而失所苦。问之，乃大华公主载诞⑩，宫中大陈歌吹⑪，某乃主讴⑫，惧⑬其声不能清且长，喫炖蹄羹⑭饱，而当歌筵大曲，曲罢觉胸中甚热，戏于砌台⑮上，高而坠下，久而方苏，病狂足不能步也。（《明皇杂录》）

---

① 沉结寒冷：指隐伏郁结的寒冷病证。
② 灸：中医治疗方法之一。指艾炷或艾条在体表穴位上烧灼、熏熨的一种治病方法。
③ 消息将之：增、减调养。即或用针刺，或用服药，或针刺兼服药进行调养。
④ 横夭：同"横死"，即不正常的死亡。
⑤ 开元：唐玄宗李隆基的年号，即指713—741 年。
⑥ 掖庭：皇宫中旁舍，宫嫔所居的地方。
⑦ 昊：昊天；昊天即"天"。
⑧ 履：踩踏。
⑨ 顿仆：扑倒。
⑩ 载诞：即生日。载，语气助词，无义。诞，诞生，人出生，生日。
⑪ 陈歌吹：即主办歌吟会。陈，陈设，意即主办。歌吹，歌吟会。
⑫ 主讴：主要歌唱演员。
⑬ 惧：害怕，在此可作为担心讲。
⑭ 炖蹄羹：即煮烂的猪蹄。炖，同"豚"，即猪。
⑮ 砌台：即以石块叠起的高台。

《续医说·厚德·张陈二医》

吾乡张御医^①致和，为人治病，有召即往，往必为之尽力。一日有老媪^②拜于途，泣^③而告曰："妾有子病滨^④于死，贫无药资^⑤，公能恤^⑥之乎"？致和忻然^⑦，往视其脉，授以药^⑧，又封裹数服^⑨嘱之曰："旬日后启^⑩之。"及愈后启其封，乃楮^⑪帛也。媪往问之，致和曰："若^⑫子之疾，积忧所致耳，今虽愈，安^⑬知不以贫苦而复作也？吾为此计，欲慰尔子之心，俾^⑭尔衰年有所倚赖耳。"母子感泣拜谢而去。……

近时陈聘夫征，先君^⑮至友也。博通诸家医书，融会精彻^⑯，处方制剂，率^⑰与众异。每应人之求，不择贫富。尝有一妇人，产后得奇疾，邀陈疗治，愿以首饰三十金致谢，陈许诺^⑱。及病瘥，其夫置酒携所约之物至，陈曰："前所以相诺者，欲取信于君之夫妇也。首饰乃妇人所爱，吾安忍取之邪^⑲？"因却之而去^⑳……

---

① 御医：皇帝内廷供奉的医生。此处指曾在朝廷做过御医工作的医生。
② 媪：年老的妇人。
③ 泣：小声哭。
④ 滨：靠近，在此意谓接近。
⑤ 药资：治疗疾病的经费。
⑥ 恤：怜悯。
⑦ 忻然：即欣然，高兴的样子。忻，同"欣"。
⑧ 授以药：将药给她。
⑨ 服：量词，同"付"。
⑩ 启：打开。
⑪ 楮：纸币。
⑫ 若：人称代词，你。
⑬ 安：疑问词，哪里。
⑭ 俾：使。
⑮ 先君：自称去世的父亲。
⑯ 精彻：精深透彻。
⑰ 率：通常。
⑱ 诺：应诺。
⑲ 邪：语助词，同"耶"。
⑳ 而去：依文义，此二字当删。

《医说·医功报应》

　　王居安秀才，久苦痔疾，闻萧山①有善工②，力③不能招致，遂命舟④，自乌程⑤走钱塘，舍于静邸中⑥，使人迎医⑦，医绝江⑧至杭⑨，既见欣然为治药饵⑩，且云请以五日为期，可以除根本⑪。初以一药放下大肠⑫数寸，又以一药洗之，徐用药线结痔⑬，信宿⑭痔脱，其大如桃，复以药饵调养数日遂安。此工初无难色，但放下大肠了，方议⑮报谢之物，病者知命悬其手，尽许行囊⑯所有为酬，方肯治疗。又玉山周僅调官京师，旧患膀胱气⑰，外肾偏坠⑱，有货药⑲人云，只立谈间⑳可使之正㉑，约以万钱及三缣㉒之报。相次入室中，施一针，所苦果平，周大喜，即如数负㉓金帛而去。后半月其疾如故，使人访医者，已不见矣！

---

　　① 萧山：县名，在浙江省杭州市东部，钱塘江下游，浙赣、萧甬两铁路交会境内。
　　② 善工：医术高明的医生。
　　③ 力：此处指财力。
　　④ 命舟：驾船。
　　⑤ 乌程：旧县名，所治在今浙江吴兴南。
　　⑥ 舍于静邸中：即居住在干净的旅舍中。舍，停留，居住。静，通"净"，清洁。邸，旅舍。
　　⑦ 迎医：迎接医生。
　　⑧ 绝江：即渡江。绝，穿过。
　　⑨ 杭：杭州。
　　⑩ 治药饵：调配药物。
　　⑪ 根本：此处即指病根，意为完全治愈。
　　⑫ 放下大肠：意为用药物使大肠脱出。
　　⑬ 结痔：结扎痔核。
　　⑭ 信宿：连宿两夜。
　　⑮ 方议：才提出。
　　⑯ 囊：袋子。
　　⑰ 膀胱气：即疝气。
　　⑱ 外肾偏坠：指一侧阴囊肿大下坠。
　　⑲ 货药：卖药。
　　⑳ 立谈间：站着说话的时间，意为很短的时间。
　　㉑ 正：此指恢复正常。
　　㉒ 缣：古代一种质地细薄的丝织品。此字上疑省一量词。
　　㉓ 负：赔偿。

古之贤人或在医①卜②之中，今之医者急于声③利④，率用诡道⑤以劫流俗⑥，殆⑦与穴坏⑧挟刃⑨之徒无异。予目击二事，今书之以为世警⑩。

《医说·喘嗽·治齁喘》

信州⑪老兵女三岁，因食盐虾过多，遂处齁⑫喘之疾，乳食不进，贪无可召医⑬，一道人过门，见病女喘不止，教使求甜瓜蒂七枚，研为麤⑭末，用冷水半茶盏许，调澄⑮，取清水呷⑯一小呷。如其说，才饮竟即吐痰涎若胶黐⑰状，胸次即宽，齁喘亦定；少日再作，又服之，随手愈。凡三进药，病根如扫。此药味极苦，难吞咽。俗谚所谓"甜瓜蒂苦"，非虚言⑱也。（《类编》）

《柳宗元集·宋清传》

宋清，长安西部药市人也，居⑲善药……疾病疕⑳疡者，亦皆乐就㉑

---

① 医：指医生。
② 卜：指从事占卜的人。
③ 声：声誉。
④ 利：物质利益。
⑤ 诡道：即欺诈手段。泛指一切不正当手段。
⑥ 流俗：泛指世俗。
⑦ 殆：几乎，差不多。
⑧ 穴坏：挖墙洞。意为挖穿墙洞，入室做贼。
⑨ 挟刃：持刀。意为持刀行劫。
⑩ 世警：（提醒）让世人提高警惕。
⑪ 信州：州名，治所在鱼腹（今奉节东）。
⑫ 齁：鼻息声。
⑬ 召医：请医生。
⑭ 麤：粗。
⑮ 调澄：调和，澄清。
⑯ 呷：小口地喝。
⑰ 黐：木胶。
⑱ 非虚言：不是没有根据的话。
⑲ 居：积蓄，囤积。
⑳ 疕：头疮。
㉑ 就：趋，从。

清求药，冀速已①，清皆乐然响应②，虽不持钱者，皆与善药，积券③如山，未当诣④取直⑤，或不识遥与券，清不为乎。岁终，度不能报⑥，辄焚券⑦，终不复言。市人以其异，皆笑之，曰：清，蚩妄人也。或曰：清，其有道者欤。

《谐铎·妙画代良医》

溪⑧潘琬，字璧人，美仪容⑨，有玉树⑩临风之目。妻尹氏，艳而妒⑪。潘谨守绳墨⑫，跬⑬步不离绣闼⑭，潘有别墅在濂溪⑮坊⑯里，庭前海棠数株，每当含苞未吐之时，隐⑰度⑱其两鬓插戴处，往向枝头芟剪⑲。及花放，折归助妆，长短疏密适合。尹尝⑳执花昵㉑潘而笑曰："此解语花㉒也，劳卿㉓手折，益妩媚矣！"由是封海棠曰"花卿"，而

---

① 冀速已：希望快点好。
② 响应：比喻赞同，同意。响，回声，好像回声的应和。
③ 券：契据，票据，凭证。
④ 诣：前往，去到。
⑤ 直：通"值"。此指病所欠宋清的药资。
⑥ 度不能报：估计不能报还。
⑦ 辄焚券：就将（欠药资）的凭证烧掉。
⑧ 溪：古地名。
⑨ 美仪容：容貌漂亮。
⑩ 玉树：比喻品貌俊美。
⑪ 艳而妒：艳羡而又妒忌。
⑫ 绳墨：木匠画直线用的工具。比喻规矩或法度。
⑬ 跬：古指半步。
⑭ 绣闼：指绣门，此指尹氏所居之处。闼，门。
⑮ 濂溪：原为水名，此为地名。
⑯ 坊：里巷。
⑰ 隐：隐蔽，意为暗暗地。
⑱ 度：同"渡"，过问，引申为由此达彼。
⑲ 芟剪：除去，剪掉（杂枝）。此处意为整枝修饰。
⑳ 尝：曾经。
㉑ 昵：亲近。
㉒ 解语花：比喻美人。
㉓ 卿：夫妻对称。

戏呼潘："掌花御史①"。后潘以②病瘵③死，尹哭之哀。

一日过别墅，适④海棠盛开，尹凭栏凝睇⑤，触绪萦怀，忽忽⑥若迷，归而病殆，尹有族弟名慧生，善绘事⑦，闻之曰："此心疾也，吾当以心药治之。"遂写⑧海棠数十本，貌潘生科头⑨其下，旁绘妖姬⑩五六人。有拈⑪花者，有嗅花者，有执花在手，乞潘生代为插鬓者，有狎⑫坐膝头戏以花瓣潘生面者。

画毕，竟诣床头，询姊近状。尹流涕不言。慧生曰："昔姊丈在时，曾浼⑬弟画行乐图一卷，恐姊见⑭瞋⑮，久留弟处。今已埋骨泉下，谅姊见原，特归赵璧⑯。"因出图授尹，尹谛视⑰久之，面忽发赪⑱，曰："薄幸⑲郎有是事⑳耶？"慧曰："姊误矣！男儿离绣帏㉑三尺㉒，便当跳入云霄，是非梁伯鸾㉓，谁能谨守眉案㉔。况已往不咎，听之可也。"尹

---

① 御史：古代官名。
② 以：因为。
③ 瘵：瘦弱。
④ 适：刚巧。
⑤ 凝睇：注视。
⑥ 忽忽：形容时间过得很快。
⑦ 善绘事：善于绘画。
⑧ 写：此处作"画"字讲。
⑨ 科头：谓不戴帽子。
⑩ 妖姬：艳丽的女子。
⑪ 拈：用手指搓捏。
⑫ 狎：亲近而态度不庄重。
⑬ 浼：请托，央求。
⑭ 见：被，加。
⑮ 瞋：愤怒。
⑯ 归赵璧：即"完璧归赵"的省称。
⑰ 谛视：仔细地看。
⑱ 赪：红色。
⑲ 幸：旧指宠爱。
⑳ 是事：这种事。
㉑ 绣帏：借指女子的居处。
㉒ 三尺：比喻很近。
㉓ 梁伯鸾：东汉隐士梁鸿，字伯鸾。
㉔ 眉案：即"举案齐眉"的省称。形容夫妻互相尊敬。

愤然①作色②曰："若是，则死犹晚耳，吾何惜焉。"慧生佯劝而退。由是心疾渐解，不旬日霍然③竟愈。取其图投之于火，并督家人各持斧锸④前往别墅，尽伐去海棠之树。

（按语）铎曰：此袁倩医鄱阳王妃故智也。哀思乍平，妒心又起。海棠之伐，与阮宣妇砍桃何异。刘孝标之三同，王文穆之四畏，吾知泉下人犹为胆落。

《医说·太素之妙》

予伯祖⑤讳⑥字子充，歙⑦人也，家旧以财雄⑧乡里、族人。有以医名者，因留意焉。长闻蕲水⑨道人庞君安常以医闻淮甸⑩，径从之游⑪。一日丐者扣门自言为风寒所苦，庞君令以药济之⑫，丐者问当以何汤使⑬，庞君见其手执败扇，指以此煎汤调所服之药。公初不省⑭其意，乃曰此非本草，所谓败扇能出汗者乎？庞曰：然！公辞归叹曰：庞君用药则善⑮矣！

闻川有王朴先生者，其察脉非特⑯知人之病，而太素⑰之妙能测人

---

① 愤然：愤怒的样子。
② 作色：变脸色。
③ 霍然：突然，忽然。
④ 锸：铁锹，掘土的工具。
⑤ 伯祖：祖父的哥哥。
⑥ 讳：避讳，对尊、长者避免直呼其名而用一"讳"字。
⑦ 歙：歙县，在安徽省。
⑧ 雄：称雄。
⑨ 蕲水：古县名。
⑩ 淮甸：此指区域。淮，淮水。甸，古代划分田地的单位。
⑪ 径从之游：直接跟随他学习。
⑫ 济之：救济他。
⑬ 当以何汤使：应当用什么煎水服用。
⑭ 省：省悟，明白。
⑮ 善：好，此为灵活、巧妙。
⑯ 特：专，单一。
⑰ 太素：古代构成宇宙的物质。

之死生祸福，见于未著①之前，服膺②几年，尽得其妙，乃辞而归。先是宣之南陵有富者，惟一子，而家累万计。适③中寒疾，以为不可救，则气息仅存；以为可疗，则貌不知人④。召公治之，公笑曰：正有此药。然此病后三日当苏，苏必欲饮水，则以此药与之服，毕当酣寝⑤，切勿惊动，醒则汗解而安矣，富者如其言，其子之疾果愈。

南陵宰⑥其妻亦苦寒疾⑦，医者环视⑧无所措手⑨，公探囊中，得药服之疾起矣，如其言而亦安。祈门宰陈君孺闻公之名召之，是时县学士子⑩余⑪三十人，闻公太素之妙，丞相汪公廷俊预学职，陈请遍拯生员，公拯至，丞相则曰：南人得北脉，后官当相国，然登第后必自北方起。时丞相欲往京师，家贫，公力替其行，至京师貌未有遇，因言于公曰，恐误所许之术，公曰，安之当达矣，未踰年果登第，授北京大名簿，徊环北京，而梁公子美辟之，迁至太中大夫，后至宣政末，力替太上皇入继大宝而正位槐鼎，皆自北方起也。丞相范公尧，夫当徽庙即位之初，朝廷以其旧德元勋将虚左召之，而丞相婴疾，召公诊视，问曰：某此去寿几何？公曰：丞相脉不出半年。丞相曰：使某得至京师，皆先生力也。公曰：如此则可，丞相遂同公朝京师朝廷方欲大用范公，力辞，授以醴泉观使，奏公以假承务部。丞相后果以不起闻矣！

---

① 著：明显，显出。
② 服膺：牢记在胸中，衷心信服。
③ 适：刚巧。
④ 貌不知人：意思是外观神志不清，不省人事。貌，外观，外表。不知人，不知人事。
⑤ 毕当酣寝：饮完应当熟睡。
⑥ 宰：官名。
⑦ 寒疾：寒性疾病。
⑧ 环视：四面观察。
⑨ 措手：着手处理。
⑩ 士子：旧时对读书人的通称，即学子。
⑪ 余：剩余。